AF581502

Sandra Fuller

Ganzheitliche Diabetes-Bekämpfung

Ganzheitliche Strategien zur Prävention und Therapie

tredition

Druck und Distribution im Auftrag des Autors
tredition GmbH, Heinz-Beusen-Stieg 5, 22926 Ahrensburg, Deutschland

Inhaltsverzeichnis

Einleitung: Die Herausforderung Diabetes und die Suche nach Alternativen

Der Anstieg von Diabetes und seine globalen Auswirkungen

Der Anstieg von Diabetes mellitus, besonders Typ 2, ist eine der größten gesundheitlichen Herausforderungen des 21. Jahrhunderts. Laut der International Diabetes Federation (IDF) gibt es weltweit über 463 Millionen Menschen mit Diabetes, und es wird prognostiziert, dass diese Zahl bis 2045 auf 700 Millionen ansteigen wird (IDF Diabetic Atlas, 9. Ausgabe). Diese dramatische Zunahme ist nicht nur ein medizinisches Problem, sondern hat weitreichende ökonomische, soziale und psychologische Auswirkungen.

Eine der Hauptursachen für den Anstieg von Diabetes ist die zunehmende Verbreitung von Übergewicht und Adipositas. Der weltweite Wechsel von traditionellen zu modernen, kalorienreichen Ernährungsmustern und eine insgesamt sesshaftere Lebensweise tragen signifikant zu dieser Entwicklung bei. Diese Veränderungen sind in städtischen und ländlichen Gebieten gleichermaßen zu beobachten, wobei das globale „Westernization"-Phänomen einen zentralen Einfluss hat (Popkin, BM. Global nutrition transition and the pandemic of obesity in developing countries. Nutrition Reviews, 2012).

Der Anstieg von Diabetes hat gravierende Auswirkungen auf die öffentlichen Gesundheitssysteme. Die medizinischen Kosten für die Behandlung von Diabetes und dessen Komplikationen belaufen sich weltweit auf über 760 Milliarden Dollar pro Jahr, was etwa 10% der globalen Gesundheitsausgaben entspricht (IDF, 2019). Länder mit niedrigen bis mittleren Einkommen stehen vor besonderen Herausforderungen, da sie nicht die gleichen Ressourcen zur Verfügung haben wie wohlhabendere Länder, um diesem wachsenden Gesundheitsproblem zu begegnen.

Darüber hinaus stellt Diabetes eine signifikante Belastung für die Betroffenen selbst dar. Die Erkrankung kann zu einer Vielzahl von schweren Komplikationen führen, darunter Herz-Kreislauf-Erkrankungen, Nierenschäden, Nervenschäden und Augenerkrankungen, die zur Erblindung führen können. Diese Komplikationen mindern nicht nur die Lebensqualität der Patienten, sondern können auch zu

Arbeitsunfähigkeit und erhöhten Pflegebedürftigkeiten führen (Stratton IM et al. Association of glycaemia with macrovascular and microvascular complications of type 2 diabetes. BMJ, 2000).

Der Anstieg von Diabetes hat auch erhebliche soziale und psychologische Auswirkungen. Menschen mit Diabetes sind häufig mit Stigmatisierung und Diskriminierung konfrontiert, was zu Isolation und Depression führen kann. Es gibt Hinweise darauf, dass die psychischen Belastungen der chronischen Krankheit selbst sowie das Management der Krankheit das Risiko für Depressionen erhöhen können (Anderson RJ, Freedland KE, Clouse RE, Lustman PJ. The Prevalence of Comorbid Depression in Adults With Diabetes: A meta-analysis. Diabetes Care, 2001).

Auf globaler Ebene verschärfen Ungleichheiten im Zugang zu medizinischer Versorgung die Problematik. In vielen Ländern haben Menschen, besonders in ärmeren und ländlichen Regionen, keinen Zugang zu diagnostischen Tests, adäquater Behandlung oder Aufklärung über vorbeugende Maßnahmen. Dies führt zu einer Spirale aus immer schlechter Gesundheit und steigenden Belastungen der Gesundheitssysteme (World Health Organization. Global Report on Diabetes, 2016).

Die globale Dimension der Diabetes-Epidemie fordert internationale Zusammenarbeit und Innovation. Verschiedene Länder und Organisationen arbeiten an Initiativen zur Eindämmung von Diabetes, die von Forschung und Entwicklung neuer Behandlungsmethoden bis hin zu gesellschaftlichen Maßnahmen für gesündere Lebensweisen reichen. Gesundheitskampagnen, die auf Ernährung, körperliche Aktivität und Prävention abzielen, sind in vielen Ländern im Gange und zeigen bereits positive Ergebnisse (Hu FB et al. Prevention of diabetes and cardiovascular disease in the real world: effectiveness of pragmatic lifestyle interventions across varied populations. BMJ, 2018).

Zusammengefasst zeigt der beispiellose Anstieg von Diabetes nicht nur die dringende Notwendigkeit für effektive medizinische Interventionen, sondern auch für eine umfassende Strategie, die soziale, ökonomische und psychologische Faktoren berücksichtigt. Eine ganzheitliche Herangehensweise, die traditionelle medizinische Therapien mit alternativen und präventiven Methoden kombiniert, könnte ein entscheidender Schritt zur Bekämpfung dieser globalen Gesundheitskrise sein.

Mängel und Grenzen der konventionellen Behandlungsmethoden

Die konventionelle Behandlung von Diabetes, bestehend hauptsächlich aus medikamentöser Therapie und Lebensstilanpassungen, hat zweifellos bedeutende Fortschritte ermöglicht. Dennoch bleibt eine erhebliche Anzahl von Patienten, die nicht die gewünschten Behandlungserfolge erzielen, was auf bestimmte Mängel und Grenzen der bestehenden Ansätze hinweist. Eine tiefere Betrachtung dieser Limitationen kann neue Perspektiven aufzeigen und die Notwendigkeit für alternative und ergänzende Methoden verdeutlichen.

Ein wesentlicher Aspekt der konventionellen Diabetes-Behandlung ist die medikamentöse Therapie. Medikamente wie Metformin, Sulfonylharnstoffe und Insulin spielen eine zentrale Rolle im Management des Blutzuckerspiegels. Allerdings zeigen Studien, dass bis zu 50% der Patienten in den ersten zehn Jahren der Behandlung eine Insulintherapie benötigen, um die Blutzuckerwerte zu kontrollieren (UK Prospective Diabetes Study Group, 1998). Diese Beobachtung deutet darauf hin, dass orale Antidiabetika bei einer signifikanten Anzahl von Patienten langfristig nicht ausreichend wirksam sind.

Weiterhin besteht das Risiko von Nebenwirkungen bei der medikamentösen Therapie. Metformin, eine häufig verschriebene Erstlinientherapie, kann gastrointestinal bedingte Nebenwirkungen wie Durchfall und Übelkeit verursachen (Fujita et al., 2016). Insulintherapien, insbesondere bei Typ-1-Diabetes, können Hypoglykämien auslösen, die potenziell lebensbedrohlich sind (Cryer, 2008). Diese Nebenwirkungen können die Lebensqualität der Patienten erheblich beeinträchtigen und die Compliance vermindern.

Ein weiterer relevant zu betrachtender Aspekt ist die oftmals ungenügende Adressierung der zugrunde liegenden Ursachen von Diabetes in konventionellen Behandlungen. Typ-2-Diabetes ist stark mit Lebensstilfaktoren wie Ernährung und körperlicher Inaktivität verbunden. Während Richtlinien zur Ernährungsumstellung und zur Steigerung der körperlichen Aktivität existieren, bleibt die praktische Umsetzung dieser Empfehlungen oft unzureichend. Viele Patienten erhalten keine ausreichende Unterstützung, um nachhaltige Lebensstiländerungen zu etablieren, was die langfristige Effektivität der Behandlung beeinträchtigt (Bodenheimer et al., 2002).

Die konventionelle Behandlung konzentriert sich zudem hauptsächlich auf die Kontrolle der Hyperglykämie, während andere wichtige Aspekte des Krankheitsverlaufs weniger Beachtung finden. Zum Beispiel bleibt die Insulinresistenz als zentraler pathophysiologischer Mechanismus des Typ-2-Diabetes in vielen therapeutischen Strategien weitgehend unbeachtet.

Zu alledem kommen noch wirtschaftliche und soziale Faktoren hinzu. Die Kosten für moderne Diabetesmedikamente und Insulininjektionen können enorm sein, was besonders in einkommensschwachen Bevölkerungsschichten und in Ländern mit begrenztem Zugang zu Gesundheitsversorgung problematisch ist. Ökonomische Barrieren können die regelmäßige Einnahme von Medikamenten und die Durchführung notwendiger Bluttests verhindern, was die Effektivität der Behandlungsstrategie erheblich mindert (Chan et al., 2008).

Schließlich sind die bisherigen konventionellen Ansätze häufig nicht auf die individuellen Bedürfnisse der Patienten ausgerichtet. Eine "One-size-fits-all"-Mentalität kann nicht die persönlichen Unterschiede in Genetik, Lebensstil und Umweltfaktoren berücksichtigen, die bei der Entstehung und dem Verlauf von Diabetes eine Rolle spielen. Ein individualisierter Behandlungsansatz, der diese Variabilität berücksichtigt, könnte wesentliche Vorteile bieten.

Durch die eingehende Auseinandersetzung mit diesen Mängeln und Einschränkungen der konventionellen Behandlungsmethoden wird klar, dass eine alleinige Fokussierung auf medikamentöse Therapien nicht ausreichend ist. Dies öffnet den Weg für die Integration alternativer und komplementärer Ansätze, die eine ganzheitlichere Betrachtung der Diabetesbehandlung ermöglichen. Innovative Forschung sowie traditionelle Heilmethoden können hier wertvolle Ergänzungen bieten, die möglicherweise die bestehenden Behandlungsstrategien optimieren und die Lebensqualität der Patienten verbessern könnten.

Quellen:

- UK Prospective Diabetes Study Group. (1998). Intensive blood-glucose control with metformin in overweight patients with type 2 diabetes. *The Lancet*, 352(9131), 854-865.

- Fujita, Y., Inagaki, N., Takeeuchi, T., et al. (2016). Gastrointestinal adverse events associated with metformin use. *Journal of Diabetes Investigation*, 7(1), 24-30.

- Cryer, P. E. (2008). Hypoglycemia in Diabetes: Pathophysiology, Prevalence, and Prevention. *American Diabetes Association*.

- Bodenheimer, T., Wagner, E. H., & Grumbach, K. (2002). Improving primary care for patients with chronic illness. *JAMA*, 288(14), 1775-1779.

- Chan, J. C., Malik, V., Jia, W., et al. (2008). Diabetes in Asia: epidemiology, risk factors, and pathophysiology. *JAMA*, 301(20), 2129-2140.

Die Rolle der alternativen Medizin und innovativer Forschung in der Diabetesbewältigung

Die Welt der alternativen Medizin und der innovativen Forschung bietet ein breites Spektrum an Ansätzen, um Diabetes zu bewältigen. Diese Ansätze reichen von traditionellen Heilmethoden, die seit Jahrhunderten praktiziert werden, bis hin zu modernen wissenschaftlichen Entdeckungen, die neue Perspektiven auf die Behandlung dieser komplexen Krankheit eröffnen.

Alternative Medizin: Ein ganzheitlicher Blick auf die Gesundheit

Alternative Medizin umfasst eine Vielzahl von Heilmethoden und Therapien, die außerhalb der konventionellen westlichen Medizin liegen. Diese Methoden betonen meist einen ganzheitlichen Ansatz, der den Körper, den Geist und die Seele als eine Einheit betrachtet. Somit wird nicht nur die Krankheit an sich behandelt, sondern auch die zugrundeliegenden Ursachen, die zur Entstehung der Krankheit beitragen.

Traditionelle Chinesische Medizin (TCM) und Ayurveda sind zwei prominente Beispiele für alternative Medizinsysteme, die bei der Diabetesbewältigung Anwendung finden. TCM nutzt Akupunktur, Kräutermedizin und spezielle Diäten, um das Gleichgewicht im Körper wiederherzustellen. Eine Studie von Chan et al. (2016) zeigte, dass Akupunktur in Kombination mit Kräutermedizin bei Patienten mit Typ-2-Diabetes die Blutzuckerspiegel signifikant senken kann.

Das Ayurveda-System, das seinen Ursprung in Indien hat, verfolgt ebenfalls einen ganzheitlichen Ansatz. Es verwendet eine Kombination aus Diät, Yoga, Meditation und Kräutern zur Behandlung von Diabetes. Patwardhan et al. (2007) haben berichtet, dass ayurvedische Behandlungsstrategien zur Verbesserung des Blutzuckerspiegels und der allgemeinen Lebensqualität von Diabetikern führen können.

Innovative Forschung: Neue Horizonte in der Diabetesbehandlung

Die moderne medizinische Forschung entwickelt kontinuierlich neue Methoden und Techniken zur besseren Bewältigung von Diabetes. Eines der aufregendsten Gebiete ist die Untersuchung von Stammzellen. Die Fähigkeit von Stammzellen, sich in verschiedene Zelltypen zu differenzieren, hat das Potenzial, beschädigte Betazellen in der Bauchspeicheldrüse zu regenerieren und somit die Insulinproduktion wiederherzustellen.

Ein bahnbrechender Ansatz wurde von Melton und Kollegen (2014) vorgestellt, bei dem menschliche embryonale Stammzellen genutzt wurden, um insulinproduzierende Betazellen zu erzeugen. Erste klinische Studien wurden bereits durchgeführt, und die Ergebnisse sind vielversprechend. Sollten diese Techniken weiterentwickelt werden, könnten sie eine revolutionäre Behandlungsmethode für Typ-1-Diabetes bieten.

Ein weiteres spannendes Feld ist die Gentechnologie. Durch CRISPR/Cas9-Technologie können spezifische Gene, die mit Diabetes in Zusammenhang stehen, zielgerichtet modifiziert werden. Forscher wie Musunuru et al. (2018) haben gezeigt, dass die Genmodifikation zur Korrektur genetischer Mutationen führen kann, die für die Insulinresistenz verantwortlich sind.

Im Bereich der Digitalisierung setzen neue Technologien wie Continuous Glucose Monitoring (CGM) und künstliche Intelligenz (KI) neue Maßstäbe. CGM-Systeme ermöglichen eine kontinuierliche Überwachung der Blutzuckerspiegel in Echtzeit, was eine präzisere Anpassung der Insulintherapie ermöglicht. Eine Studie von Beck et al. (2017) hat belegt, dass CGM-Systeme das Risiko von Hypoglykämien und Hyperglykämien bei Diabetikern signifikant reduzieren können.

Künstliche Intelligenz und maschinelles Lernen bieten zudem großes Potenzial bei der Analyse großer Datenmengen, um personalisierte Behandlungspläne zu erstellen. Durch die Kombination aus intelligenten Algorithmen und umfassenden Patientendaten können automatisierte Systeme entwickelt werden, die Empfehlungen für die optimale Dosierung von Insulin geben und so die Behandlungsergebnisse verbessern.

Die Zukunft der Diabetesbehandlung: Eine Synthese aus Tradition und Innovation

Die Verbindung von alternativen Heilmethoden und innovativer Forschung bietet eine beeindruckende Bandbreite an Optionen zur Diabetesbewältigung. Während die traditionelle Medizin durch ihre ganzheitlichen Ansätze besticht, zeigen die wissenschaftlichen Neuerungen, dass kontinuierliche Fortschritte und Innovationen unerlässlich sind, um die Lebensqualität von Diabetikern nachhaltig zu verbessern.

Ein integrativer Ansatz, der konventionelle, alternative und innovative Methoden kombiniert, könnte die Zukunft der Diabetesbehandlung prägen. Durch die Synergien dieser unterschiedlichen Ansätze wird nicht nur die Krankheit an sich adressiert, sondern es werden auch die individuellen Bedürfnisse und Lebensumstände der Patienten berücksichtigt. Solche personalisierten Therapien könnten den Weg für eine neue Ära in der Diabetesbehandlung ebnen.

Der universelle Ansatz bei der Diabetesbewältigung betont daher die Wichtigkeit, offen für verschiedene Perspektiven und Ansätze zu sein. Die Integration traditioneller und moderner Methoden kann helfen, die Herausforderungen, die Diabetes mit sich bringt, effektiver zu bewältigen und den Betroffenen ein erfüllteres und gesünderes Leben zu ermöglichen.

Grundlagen von Diabetes: Typen, Ursachen und traditionelle Behandlungsmethoden

Unterschiedliche Typen von Diabetes und ihre Charakteristika

Diabetes mellitus ist eine chronische Stoffwechselerkrankung, die durch einen erhöhten Blutzuckerspiegel (Hyperglykämie) gekennzeichnet ist. Dieses Phänomen tritt aufgrund einer gestörten Insulinausschüttung oder -wirkung auf. Die Krankheit kann in verschiedene Typen unterteilt werden, die jeweils eigene Ursachen, Symptome und Behandlungsmethoden aufweisen. Die Haupttypen sind Typ-1-Diabetes, Typ-2-Diabetes und Schwangerschaftsdiabetes (Gestationsdiabetes). Zusätzlich existieren seltenere Formen wie der MODY-Diabetes (Maturity-Onset Diabetes of the Young) und der LADA-Diabetes (Latent Autoimmune Diabetes in Adults).

Typ-1-Diabetes

Typ-1-Diabetes, früher bekannt als jugendlicher Diabetes oder insulinabhängiger Diabetes, ist eine Autoimmunerkrankung. Hierbei greift das körpereigene Immunsystem die insulinproduzierenden Betazellen der Bauchspeicheldrüse an und zerstört diese, was zu einem absoluten Insulinmangel führt. Betroffene Personen sind dadurch lebenslang auf Insulinzufuhr von außen angewiesen.

Die Symptome von Typ-1-Diabetes umfassen Polyurie (häufiges Wasserlassen), Polydipsie (starker Durst), ungewollte Gewichtsabnahme und allgemeine Schwäche oder Müdigkeit. Diese Symptome treten oft plötzlich auf und können sich innerhalb weniger Wochen entwickeln.

Laut der American Diabetes Association (ADA) macht Typ-1-Diabetes etwa 5-10% aller Diabetesfälle aus. Die Diagnose erfolgt meist im Kindes- oder Jugendalter, jedoch kann auch bei Erwachsenen eine Erstmanifestation auftreten.

Typ-2-Diabetes

Typ-2-Diabetes, der häufig auch als altersbedingter oder nicht insulinabhängiger Diabetes bezeichnet wird, ist die häufigste Form dieser Krankheit und macht etwa 90-95% aller Diabetesfälle aus. Diese Form ist durch Insulinresistenz und eine anschließende relative Insuffizienz der Insulinausschüttung gekennzeichnet.

Anfänglich kann der Körper den erhöhten Insulinbedarf durch eine gesteigerte Insulinproduktion kompensieren, jedoch erschöpfen sich die Betazellen mit der Zeit. Die Symptome von Typ-2-Diabetes entwickeln sich meist langsam und können unspezifisch sein. Dazu zählen häufig Müdigkeit, verschwommenes Sehen, langsame Heilung von Wunden und häufige Infektionen.

Typ-2-Diabetes wird stark durch Lebensstilfaktoren wie Übergewicht, körperliche Inaktivität und eine ungesunde Ernährung beeinflusst. Genetische Veranlagung spielt ebenfalls eine bedeutende Rolle. Während der Verlauf dieser Erkrankung durch eine gesunde Lebensweise verbessert werden kann, benötigen viele Patienten langfristig Medikation und/oder Insulin.

Schwangerschaftsdiabetes

Schwangerschaftsdiabetes wird erstmals während der Schwangerschaft diagnostiziert und ist durch eine Insulinresistenz gekennzeichnet, die teilweise durch hormonelle Veränderungen in der Schwangerschaft verursacht wird. Diese Form des Diabetes betrifft etwa 2-10% aller Schwangerschaften in den USA, laut den Centers for Disease Control and Prevention (CDC).

Obwohl der Blutzuckerspiegel in den meisten Fällen nach der Geburt wieder normal wird, haben Frauen, die Schwangerschaftsdiabetes hatten, ein erhöhtes Risiko, später im Leben Typ-2-Diabetes zu entwickeln. Eine frühzeitige Diagnose und Behandlung sind entscheidend, um das Risiko für Komplikationen bei Mutter und Kind zu minimieren, einschließlich Präeklampsie, Frühgeburt und übergewichtiger Neugeborener.

MODY-Diabetes

Maturity-Onset Diabetes of the Young (MODY) ist eine seltene Form, die durch genetische Mutationen verursacht wird, welche die Insulinproduktion beeinflussen. MODY-Diabetes tritt typischerweise vor dem 25. Lebensjahr auf und kann oft ohne Insulin behandelt werden. Die Behandlung umfasst in der Regel orale Antidiabetika oder eine spezielle Diät.

Bisher sind mehrere MODY-Formen bekannt, die durch Mutationen in verschiedenen Genen verursacht werden. Zu den häufigsten gehören HNF1A-MODY und GCK-MODY. Die Identifizierung der spezifischen genetischen Mutation ist entscheidend für die Wahl der richtigen Therapiestrategie.

LADA-Diabetes

Latent Autoimmune Diabetes in Adults (LADA) ist eine Form des Typ-1-Diabetes, die sich jedoch in einem langsameren Verlauf und bei Erwachsenen manifestiert. Aufgrund dieser langwierigen Entwicklung wird LADA-Diabetes häufig irrtümlich als Typ-2-Diabetes diagnostiziert.

Die Diagnose von LADA kann durch den Nachweis von Autoantikörpern wie GAD65-Antikörpern gestellt werden. Die Behandlung umfasst in der Regel Insulintherapie und möglicherweise orale Antidiabetika. Frühe Diagnose und Behandlung sind entscheidend, um die Zerstörung der Betazellen zu verlangsamen.

Jeder Diabetes-Typ verlangt eine spezifische Behandlung und Managementstrategie. Eine fundierte Kenntnis der unterschiedlichen Typen ist von entscheidender Bedeutung für eine effektive Behandlung und ein optimales Krankheitsmanagement. In den folgenden Kapiteln werden wir tiefer auf die Ursachen und Risikofaktoren, sowie auf traditionelle und alternative Behandlungsmethoden eingehen, um ein umfassendes Verständnis und Handlungswissen zu vermitteln.

Ursachen und Risikofaktoren: Genetische und Umweltaspekte

Diabetes mellitus ist eine komplexe und heterogene Gruppe von Störungen, die durch chronische Hyperglykämie aufgrund von Defekten in Insulinsekretion, Insulinwirkung oder beidem charakterisiert ist. Das Verständnis der Ursachen und Risikofaktoren von Diabetes ist grundlegend für die Entwicklung wirksamer Präventions- und Behandlungsmethoden. In diesem Unterkapitel werden die genetischen und umweltbedingten Risikofaktoren, die zur Entwicklung von Diabetes beitragen, gründlich untersucht.

Genetische Faktoren

Die genetischen Komponenten spielen eine entscheidende Rolle bei der Anfälligkeit für Diabetes. Es ist bekannt, dass beide Haupttypen von Diabetes, Typ 1 und Typ 2, eine genetische Prädisposition aufweisen. Jedoch sind die zugrunde liegenden genetischen Mechanismen unterschiedlich.

Typ 1 Diabetes

Typ 1 Diabetes (T1D) wird oft als Autoimmunerkrankung betrachtet, bei der das körpereigene Immunsystem die insulinproduzierenden Betazellen der Bauchspeicheldrüse angreift und zerstört. Studien zeigen, dass etwa 95% der Menschen mit Typ 1 Diabetes genetische Marker aufweisen, die mit dem HLA (Human Leukocyte Antigen) System assoziiert sind, welche eine Schlüsselrolle bei der Immunerkennung spielen. Insbesondere die HLA-DR3 und DR4 Haplotypen sind stark mit T1D assoziiert (Noble JA, Erlich HA, 2012).

Genetische Prädisposition allein führt jedoch nicht zwangsläufig zur Erkrankung. Es wird angenommen, dass Umweltfaktoren, wie Virusinfektionen oder bestimmte Diätkomponenten, eine Rolle bei der Auslösung des autoimmunen Prozesses spielen können.

Typ 2 Diabetes

Typ 2 Diabetes (T2D) ist eine polygenetische Krankheit, was bedeutet, dass mehrere Gene zur Anfälligkeit für die Krankheit beitragen. Genome-Wide Association Studies (GWAS) haben zahlreiche genetische Varianten identifiziert, die das Risiko für T2D erhöhen, darunter Variationen in den Genen TCF7L2, PPARG und KCNJ11 (Voight BF et al., 2010).

Interessant ist, dass viele dieser Risikogene mit den Beta-Zell-Funktionen in Verbindung stehen oder den zellulären

Glukosemetabolismus beeinflussen. Es ist auch wichtig zu betonen, dass Gen-Gegend-Interaktionen und Epigenetik eine bedeutende Rolle spielen könnten, und Forschungsarbeiten in diesem Bereich sind intensiv im Gange.

Umweltfaktoren

Während genetische Faktoren eine bedeutende Rolle spielen, tragen Umweltfaktoren ebenfalls erheblich zur Entwicklung von Diabetes bei. Diese Faktoren können mehrere Mechanismen beeinflussen, darunter die Insulinempfindlichkeit und die Funktion der Bauchspeicheldrüse.

Ernährung und Adipositas

Eine der am besten etablierten Umweltfaktoren für die Entwicklung von Typ 2 Diabetes ist Adipositas. Fettleibigkeit, insbesondere viszerale Fettansammlung, ist stark mit Insulinresistenz und einer erhöhten Glukoseproduktion in der Leber verbunden (Kahn SE et al., 2006). Eine kalorienreiche Ernährung, hoher Konsum von gesüßten Getränken und verarbeiteten Lebensmitteln tragen zur Epidemie der Fettleibigkeit bei, die wiederum das Risiko für T2D erhöht. Insbesondere die hohe Aufnahme gesättigter Fette und einfacher Kohlenhydrate ist ein signifikanter Risikofaktor.

Lebensstil und körperliche Inaktivität

Körperliche Inaktivität und ein sitzender Lebensstil sind ebenfalls Hauptfaktoren für die Entwicklung von Typ 2 Diabetes. Regelmäßige körperliche Aktivität verbessert die Insulinsensitivität und hilft bei der Kontrolle des Körpergewichts. Studien zeigen, dass moderate bis intensive körperliche Aktivität das Risiko für T2D signifikant reduzieren kann (Colberg SR et al., 2010).

Sozioökonomische Faktoren und Urbanisierung

Sozioökonomische Faktoren spielen eine nicht zu unterschätzende Rolle. Höheres Einkommen und urbaner Lebensstil sind oft mit einer kalorienreicheren Diät, höherer Fettaufnahme und geringerer körperlicher Aktivität verbunden. Gleichzeitig kann ein niedriger sozioökonomischer Status den Zugang zu gesunder Ernährung und medizinischer Versorgung einschränken, wodurch das Risiko von Diabetes steigt.

Umweltgifte und Endokrine Disruptoren

Eine wachsende Anzahl von Studien untersucht die Rolle von Umweltgiften und endokrinen Disruptoren, wie Pestizide, industrielle Chemikalien und Kunststoffe. Diese Substanzen können hormonelle Ungleichgewichte verursachen und die Insulinproduktion und -wirkung beeinflussen.

Phthalate und Bisphenol A (BPA) sind besonders verdächtig, durch ihre mimetische Wirkung auf Östrogen-Rezeptoren zur Insulinresistenz beizutragen (Sargis RM et al., 2019).

Infektionen und Mikrobiom

Ein weiteres interessantes Forschungsfeld ist die Rolle von Infektionen und dem menschlichen Mikrobiom. Virusinfektionen, wie Coxsackie B, wurden in Zusammenhang mit der Entstehung von Typ 1 Diabetes gebracht, indem sie die Autoimmunreaktion auslösen (Hyöty, H., 2016). Das Mikrobiom, die Gesamtheit der Mikroorganismen in unserem Darm, hat ebenfalls eine bedeutende Rolle bei der Regulation des Stoffwechsels und des Immunsystems. Ein Ungleichgewicht im Darmmikrobiom, oft verursacht durch schlechte Ernährung und Antibiotika, kann zur Entstehung von Diabetes beitragen.

Insgesamt zeigt sich, dass sowohl genetische als auch Umweltfaktoren eng miteinander verflochten sind und gemeinsam zur Entwicklung von Diabetes beitragen. Das tiefere Verständnis dieser Faktoren bietet wertvolle Einblicke in die Prävention und Individualisierung der Behandlung von Diabetes.

Traditionelle Behandlungsmethoden: Medikation, Insulintherapie und Ernährungsmanagement

Die Behandlung von Diabetes zielt in erster Linie darauf ab, die Blutzuckerkontrolle zu optimieren, die Gesundheit zu verbessern und das Risiko für diabetesbedingte Komplikationen zu minimieren. Traditionelle Behandlungsmethoden umfassen hauptsächlich Medikation, Insulintherapie und Ernährungsmanagement. Diese Komponenten sind essenziell für die tägliche Diabetespflege und bilden das Fundament der Diabetesbehandlung.

Medikation: Orale Antidiabetika und Injektionspräparate

Medikamente spielen eine zentrale Rolle bei der Behandlung von Typ-2-Diabetes. Es gibt mehrere Klassen von oralen Antidiabetika, die auf unterschiedliche Weise wirken, um den Blutzuckerspiegel zu kontrollieren. Die Hauptklassen umfassen:

Biguanide: Metformin ist das am häufigsten verschriebene Medikament dieser Klasse. Es wirkt, indem es die Produktion von Glukose in der Leber reduziert und die Insulinempfindlichkeit erhöht. Studien belegen, dass Metformin das Risiko für kardiovaskuläre Ereignisse bei Diabetikern senken kann (UKPDS Study Group, 1998).

Sulfonylharnstoffe: Diese Medikamente stimulieren die Bauchspeicheldrüse, mehr Insulin zu produzieren. Beispiele sind Glibenclamid und Glipizid. Sie sind wirksam, können jedoch Hypoglykämie verursachen und zur Gewichtszunahme führen.

DPP-4-Inhibitoren: Diese Klasse von Medikamenten, zu denen Sitagliptin und Saxagliptin gehören, hemmt das Enzym Dipeptidylpeptidase-4, wodurch die Wirkung von Inkretinhormonen verlängert wird. Diese Hormone helfen, den Blutzuckerspiegel zu regulieren.

SGLT2-Inhibitoren: Medikamente wie Empagliflozin und Canagliflozin wirken, indem sie die Ausscheidung von Glukose über den Urin erhöhen.

Insulintherapie

Für Typ-1-Diabetes-Patienten und einige mit Typ-2-Diabetes ist Insulin eine lebensnotwendige Behandlung. Insulinpräparate unterscheiden sich nach ihrer Wirkdauer und -geschwindigkeit und sind in schnelle, kurze, mittlere und langwirksame Insuline unterteilt.

Studien haben gezeigt, dass eine intensive Insulintherapie, die regelmäßige Blutzuckerspiegelmessungen und häufige Injektionen oder den Einsatz einer Insulinpumpe umfasst, zu besseren Blutzuckerkontrollen und einer Reduktion von

Langzeitkomplikationen führt (DCCT Research Group, 1993).

Insulin kann auf verschiedene Weise verabreicht werden:

Mehrfachspritzen: Hierbei wird Basalinsulin ein- bis zweimal täglich in Kombination mit Mahlzeiten-Insulin gespritzt.

Insulinpumpen: Diese Geräte geben kontinuierlich kleine Mengen Insulin ab und ermöglichen zusätzliche Bolusgaben vor Mahlzeiten.

Ernährungsmanagement

Eine ausgewogene, individuell abgestimmte Ernährung ist ein Eckpfeiler der Diabetesbehandlung. Der Schwerpunkt liegt auf der Kontrolle der Kohlenhydratzufuhr, da diese den Blutzuckerspiegel direkt beeinflusst. Zu den Hauptkriterien eines geeigneten Ernährungsplans gehören:

Kohlenhydratverteilung: Kohlenhydrate sollten gleichmäßig über den Tag verteilt werden, um Blutzuckerspitzen zu vermeiden. Die Berücksichtigung des glykämischen Index (GI) von Nahrungsmitteln kann ebenfalls hilfreich sein, da Nahrungsmittel mit niedrigem GI den Blutzuckerspiegel langsamer ansteigen lassen (Jenkins et al., 1981).

Ballaststoffreiche Ernährung: Ballaststoffe verlangsamen die Glukoseaufnahme und fördern eine stabilere Blutzuckerkontrolle. Lebensmittel wie

Vollkornprodukte, Obst und Gemüse sind reich an Ballaststoffen.

Fett- und Proteinzufuhr: Die Aufnahme gesunder Fette, wie monounsaturierte und polyunsaturierte Fette aus Nüssen, Samen und Fisch, ist wichtig. Proteine sollten in Maßen konsumiert werden, um eine übermäßige Insulinantwort zu vermeiden.

Die Anpassung der Ernährung an individuelle Bedürfnisse und Lifestyle kann durch diabetesspezifische Schulungen und regelmäßige Konsultationen mit Ernährungsberatern optimiert werden. Beispiele für erfolgreiche Ernährungsinterventionen finden sich in verschiedenen Studien, die eine niedrigere Inzidenz von Komplikationen und eine Verbesserung der Lebensqualität zeigen (American Diabetes Association, 2019).

Zusammengefasst bieten traditionelle Behandlungsmethoden durch den Einsatz von Medikation, Insulin und gezieltem Ernährungsmanagement eine effektive Möglichkeit, den Blutzuckerspiegel zu kontrollieren und Komplikationen zu vermeiden. Durch eine individualisierte Therapieansätze und regelmäßige Überwachung können Menschen mit Diabetes ein gesundes und aktives Leben führen. Diese Basis bildet die Grundlage für die Integration weitergehender ganzheitlicher Ansätze, die in den nachfolgenden Kapiteln dieses Buches erörtert werden.

Ernährung als Schlüssel: Strategien und wissenschaftliche Hintergründe

Die Rolle von Low-Carb-Diäten: Wissenschaftliche Belege und praktische Umsetzung

In den letzten Jahrzehnten hat sich die Diabetesforschung rasant weiterentwickelt und dabei verschiedene Ernährungsstrategien unter die Lupe genommen. Eine dieser Strategien - die Low-Carb-Diät - hat dabei besonders viel Aufmerksamkeit auf sich gezogen. Die Idee hinter einer kohlenhydratarmen Ernährung ist einfach: Weniger Kohlenhydrate sollen zu einer stabileren Blutzuckerkontrolle und somit zu einer besseren Diabetes-Management oder Prävention führen. Doch was sagt die Wissenschaft zu dieser Methode, und wie lässt sie sich in den Alltag von Menschen mit Diabetes integrieren?

Viele Studien weisen darauf hin, dass die Low-Carb-Diät signifikante Vorteile für Menschen mit Diabetes Typ 2 haben kann. So zeigte eine Meta-Analyse, die in der Zeitschrift *Diabetes Care* veröffentlicht wurde, dass Low-Carb-Diäten zu einer besseren Blutzuckerkontrolle und einer stärkeren Gewichtsabnahme führen können. Die Teilnehmer der analysierten Studien, die eine kohlenhydratarme Diät verfolgten, wiesen im Durchschnitt niedrigere HbA1c-Werte und reduzierten Insulinbedarf auf (Sainsbury et al., 2018).

Ein weiterer Meilenstein in der wissenschaftlichen Auseinandersetzung mit Low-Carb-Diäten ist die randomisierte kontrollierte Studie von Tay et al. (2015), die im *Annals of Internal Medicine* veröffentlicht wurde. Diese Studie verglich die Auswirkungen einer Low-Carb-Diät mit einer fettarmen Diät über einen Zeitraum von 52 Wochen bei Menschen mit Typ-2-Diabetes. Die Ergebnisse zeigten, dass die Low-Carb-Gruppe signifikant höhere Reduktionen im HbA1c-Wert und bessere Blutfettprofile aufwies als die fettarme Gruppe. Außerdem nahmen die Teilnehmer in der Low-Carb-Gruppe mehr ab und benötigten weniger Diabetesmedikamente.

Doch trotz der vielversprechenden wissenschaftlichen Daten ist die Umsetzung einer Low-Carb-Diät im Alltag nicht immer einfach. Viele Menschen finden es schwierig, ihre Gewohnheiten zu ändern und kohlenhydratreiche

Nahrungsmittel wie Brot, Nudeln oder Obst durch alternative Lebensmittel zu ersetzen. Hier sind einige praktische Tipps und Empfehlungen, die Ihnen helfen können, eine kohlenhydratarme Ernährung erfolgreich in Ihren Alltag zu integrieren:

Informieren Sie sich: Bevor Sie mit einer Low-Carb-Diät beginnen, sollten Sie sich umfassend informieren. Lesen Sie Bücher, suchen Sie nach vertrauenswürdigen Quellen im Internet und sprechen Sie mit Experten wie einem Diätologen oder Ernährungsberater, der Erfahrungen mit Low-Carb-Diäten hat. Wissen ist der Schlüssel zum Erfolg.

Planen Sie Ihre Mahlzeiten: Ein guter Plan hilft Ihnen, sich an Ihre Diät zu halten. Planen Sie Ihre Mahlzeiten im Voraus und stellen Sie sicher, dass Sie immer gesunde, kohlenhydratarme Lebensmittel zur Hand haben.

Machen Sie schrittweise Veränderungen: Eine radikale Umstellung kann überwältigend sein. Beginnen Sie damit, die Menge der Kohlenhydrate in Ihren Mahlzeiten allmählich zu reduzieren, anstatt alles auf einmal zu ändern.

Ersatz von kohlenhydratreichen Lebensmitteln: Suchen Sie nach kohlenhydratarmen Alternativen zu Ihren Lieblingsspeisen. Blumenkohl kann zum Beispiel als

Ersatz für Reis oder Kartoffelpüree dienen, und Zucchininudeln sind eine hervorragende Alternative zu traditionellen Nudeln.

Protein- und Fettquellen: Achten Sie darauf, genügend Proteine und gesunde Fette in Ihre Ernährung aufzunehmen. Gute Proteinquellen sind Fleisch, Fisch, Eier und Tofu, während gesunde Fette in Nüssen, Samen, Avocados und Olivenöl enthalten sind.

Beobachten Sie Ihre Blutzuckerwerte: Überwachen Sie regelmäßig Ihre Blutzuckerwerte, um die Auswirkungen der Low-Carb-Diät auf Ihren Körper zu beobachten. Dies hilft Ihnen, Ihre Ernährung anzupassen und mögliche Probleme frühzeitig zu erkennen.

Bleiben Sie flexibel: Jeder Körper reagiert unterschiedlich auf Ernährungsumstellungen. Seien Sie bereit, Anpassungen vorzunehmen und hören Sie auf die Signale Ihres Körpers.

Natürlich gibt es auch Kritiker der Low-Carb-Diät, die argumentieren, dass der Verzicht auf Kohlenhydrate langfristig zu einem Mikronährstoffmangel führen kann. Tatsächlich sollte besonders der Mangel an Ballaststoffen beachtet werden, der durch den Verzicht auf kohlenhydratreiche Lebensmittel auftreten kann. Eine ausreichende Versorgung mit Ballaststoffen ist jedoch auch über kohlenhydratarme Gemüsesorten wie Brokkoli, Spinat und Blumenkohl möglich.

Ein weiterer wichtiger Aspekt ist die individuelle Anpassungsfähigkeit. Eine Studie von Johnston et al. (2021) im *Journal of Clinical Endocrinology & Metabolism* fand heraus, dass die Effektivität der Low-Carb-Diät stark von genetischen und metabolischen Faktoren abhängt. Maßgeschneiderte Ernährungspläne, die auf diesen individuellen Faktoren basieren, könnten daher erfolgreicher sein.

Zusammengefasst bietet die Low-Carb-Diät vielversprechende Ansätze zur besseren Kontrolle und Behandlung von Diabetes Typ 2, wie zahlreiche wissenschaftliche Studien belegen. Die erfolgreiche Umsetzung im Alltag erfordert jedoch Planung, Disziplin und Flexibilität. Auch sollten Menschen mit Diabetes stets ihren Gesundheitszustand überwachen und gegebenenfalls ihren Ernährungsplan in Absprache mit medizinischen Fachkräften anpassen.

Quellen:

Sainsbury, E., Kizirian, N. V., Partridge, S. R., Gill, T., Colagiuri, S., & Gibson, A. A. (2018). Effect of dietary carbohydrate restriction on glycemic control in adults with diabetes: a systematic review and meta-analysis. *Diabetes Care*, 41(4), 2054-2065.

Tay, J., Luscombe-Marsh, N. D., Thompson, C. H., Noakes, M., Buckley, J. D., Wittert, G. A., ... & Brinkworth, G. D. (2015). Comparison of low- and high-carbohydrate diets for type 2 diabetes management: a randomized trial. *Annals of Internal Medicine*, 162(5), 307-317.

Johnston, C. A., Moreno, J. P., & Foreyt, J. P. (2021). Genetic and metabolic predictors of weight loss success. *Journal of Clinical Endocrinology & Metabolism*, 106(2), 501-509.

Intermittierendes Fasten: Auswirkungen auf den Blutzuckerspiegel und langfristige Effekte

Die Praxis des intermittierenden Fastens, auch bekannt als Intervallfasten, hat in den letzten Jahren erheblich an Popularität gewonnen, insbesondere aufgrund seiner potenziell positiven Auswirkungen auf die Gesundheit. Diese Ernährungsstrategie, die zwischen Perioden des Fastens und des Essens wechselt, hat sich nicht nur zur Gewichtsreduktion, sondern auch zur Verbesserung verschiedener Gesundheitsparameter, einschließlich des Blutzuckerspiegels, als vielversprechend erwiesen. In diesem Unterkapitel werden wir die Mechanismen hinter dem intermittierenden Fasten, dessen Auswirkungen auf den Blutzuckerspiegel und die langfristigen Effekte detailliert untersuchen.

Mechanismen des intermittierenden Fastens

Intermittierendes Fasten zeichnet sich durch seine Flexibilität aus, wobei verschiedene Methoden wie 16/8, 5:2 oder ganztägiges Fasten zu unterschiedlichen Zeiten praktiziert werden. Der grundlegende Mechanismus hinter diesen Ansätzen ist eine ausgedehnte Fastenperiode, die zu mehreren stündlichen bis täglichen Schwankungen im Stoffwechsel führt. Während der Fastenphase sinkt der Blutspiegel von Insulin, einem Hormon, das den Blutzuckerspiegel reguliert. Dieser gesenkte Insulinspiegel fördert die Fettverbrennung und kann die Insulinempfindlichkeit der Zellen erhöhen (Longo & Mattson, 2014).

Auswirkungen auf den Blutzuckerspiegel

Eine der bemerkenswertesten Auswirkungen des intermittierenden Fastens auf Menschen mit Diabetes ist die Regulierung des Blutzuckerspiegels. Studien haben gezeigt, dass intermittierendes Fasten zur Stabilisierung des Blutzuckerspiegels beitragen kann, indem es die Insulinempfindlichkeit verbessert und die körpereigene Fähigkeit, Blutzucker zu verwalten, stärkt (Barnosky et al., 2014). In einer

Untersuchung von Harvie et al. (2011) wurde festgestellt, dass intermittierendes Fasten das Risiko von Typ-2-Diabetes bei übergewichtigen Frauen signifikant reduzieren kann.

Wichtige Ergebnisse aus Studien umfassen:

Eine Reduktion des Nüchternblutzuckerspiegels nach mehreren Wochen intermittierenden Fastens. Dies wurde sowohl bei gesunden Probanden als auch bei Personen mit Prädiabetes oder Typ-2-Diabetes beobachtet.

Verbesserte postprandiale (nach den Mahlzeiten) Blutzuckerspiegel und eine geringere Blutzuckerschwankung.

Erhöhte Insulinempfindlichkeit, was verwertbare Hinweise darauf liefert, dass intermittierendes Fasten für Menschen mit insulinresistenten Zuständen von Vorteil sein kann (Sutton et al., 2018).

Langfristige Effekte und Risiken

Langfristig kann intermittierendes Fasten nicht nur die Blutzuckerkontrolle verbessern, sondern auch zahlreiche andere gesundheitliche Vorteile bieten. Regelmäßige Fastenperioden können helfen, das Körpergewicht zu reduzieren und den Fettstoffwechsel zu optimieren, unabhängig von der gesamten Kalorienaufnahme. Eine langfristige

Gewichtsabnahme trägt maßgeblich zur Verbesserung der Insulinempfindlichkeit bei und kann damit eine potenzielle Remission von Typ-2-Diabetes begünstigen (Anton et al., 2018).

Allerdings ist es wichtig, einige potenzielle Risiken und Bedenken zu beachten:

Menschen mit intensiver körperlicher Aktivität oder bestimmten medizinischen Bedingungen könnten feststellen, dass längere Fastenperioden ihre Energielevels beeinträchtigen.

Individuen mit Hypoglykämie oder die insulinabhängig sind, sollten das intermittierende Fasten nur unter strikter medizinischer Überwachung durchführen, um gefährliche Blutzuckerabfälle zu vermeiden.

Langfristige Auswirkungen des intermittierenden Fastens auf Menschen mit unterschiedlichen Diabetesprofilen sind noch nicht vollständig erforscht, und weitere Langzeitstudien sind erforderlich, um die optimalen Fastenmuster und deren Nachhaltigkeit zu bestimmen (Mattson et al., 2017).

Empfohlene Praktiken und Schlussfolgerung

Wer intermittierendes Fasten in seinen Lebensstil integrieren möchte, sollte dies langsam und unter Berücksichtigung individueller Bedürfnisse tun. Es ist ratsam, mit einfacher zu handhabenden Fastenzeiten (z.B. 12/12) zu beginnen und sich allmählich auf längere Fastenintervalle zu steigern. Es sollte stets darauf geachtet werden, ausreichende Mengen an Nährstoffen während der Essensfenster aufzunehmen.

Intermittierendes Fasten bietet somit eine vielversprechende Methode zur Regulierung des Blutzuckerspiegels und könnte langfristig zur Prävention und Behandlung von Typ-2-Diabetes beitragen. Dennoch ist es unabdingbar, solche Ernährungsansätze durch klinisch überwachte Programme und individuelle Beratung zu begleiten, um unerwünschte Nebenwirkungen zu vermeiden und den maximalen gesundheitlichen Nutzen zu erzielen.

Zitate:

Longo, V. D., & Mattson, M. P. (2014). Fasting: Molecular mechanisms and clinical applications. Cell Metabolism, 19(2), 181-192.

Barnosky, A. R., Hoddy, K. K., Unterman, T. G., & Varady, K. A. (2014). Intermittent fasting vs daily calorie restriction for type 2 diabetes prevention: a review of human findings. Translational Research, 164(4), 302-311.

Harvie, M. N., Pegington, M., Mattson, M. P., Frystyk, J., Dillon, B., Evans, G., ... & Howell, A. (2011). The effects of intermittent or continuous energy restriction on weight loss and metabolic disease risk markers: a randomized trial in young overweight women. International Journal of Obesity, 35(5), 714-727.

Sutton, E. F., Beyl, R., Early, K. S., Cefalu, W. T., Ravussin, E., & Peterson, C. M. (2018). Early time-restricted feeding improves insulin sensitivity, blood pressure, and oxidative stress even without weight loss in men with prediabetes. Cell Metabolism, 27(6), 1212-1221.e3.

Anton, S. D., Moehl, K., Donahoo, W. T., Marosi, K., Lee, S. A., Mainous III, A. G., ... & Mattson, M. P. (2018). Flipping the metabolic switch: understanding and applying the health benefits of fasting. Obesity, 26(2), 254-268.

Mattson, M. P., Moehl, K., Ghena, N., Schmaedick, M., & Cheng, A. (2018). Intermittent metabolic switching, neuroplasticity and brain health. Nature Reviews Neuroscience, 19(2), 63-80.

Der Einfluss von pflanzenbasierter Ernährung auf Insulinsensitivität und Diabetes-Management

Pflanzenbasierte Ernährung hat in den letzten Jahren erheblich an Popularität gewonnen, insbesondere in der Forschung zu chronischen Krankheiten wie Diabetes. Diese Ernährungsweise betont den Verzehr von Obst, Gemüse, Vollkornprodukten, Nüssen, Samen und Hülsenfrüchten und minimiert oder eliminiert tierische Produkte.

Veränderung der Insulinsensitivität durch pflanzenbasierte Ernährung

Studien haben gezeigt, dass eine pflanzenbasierte Ernährung eine signifikante Verbesserung der Insulinsensitivität bewirken kann. Barnard et al. (2006) fanden heraus, dass eine vegane Diät die Insulinsensitivität bei übergewichtigen Personen mit Typ-2-Diabetes innerhalb von nur 14 Wochen erhöhen konnte. Diese Verbesserung resultiert aus der hohen Aufnahme von Ballaststoffen, Mikronährstoffen und Antioxidantien, die entzündungshemmend wirken und damit die Insulinresistenz verringern.

Nährstoffdichte und glykämische Last

Pflanzenbasierte Lebensmittel sind im Allgemeinen nährstoffreicher und haben eine niedrigere glykämische Last im Vergleich zu stark verarbeiteten Lebensmitteln und tierischen Produkten. Eine geringere glykämische Last führt zu langsameren Blutzuckerspitzen, was letztlich die Blutzuckerkontrolle verbessert. Jenkins et al. (2003) zeigten, dass Diäten mit niedriger glykämischer Last die Blutzuckerkontrolle bei Diabetes-Patienten signifikant verbessern können.

Hormonelle und entzündungshemmende Effekte

Pflanzenbasierte Ernährung kann auch hormonelle und entzündungshemmende Effekte haben. So korrelieren Isoflavone, die in Sojabohnen und anderen pflanzlichen Lebensmitteln vorkommen, mit einer verbesserten Insulinempfindlichkeit. Zudem führen pflanzliche Lebensmittel, die reich an Antioxidantien sind, zur Reduktion von Entzündungen, die eine Rolle bei der Pathogenese von Insulinresistenz und Typ-2-Diabetes spielen (Esposito et al., 2004).

Vorteile von Ballaststoffen

Ballaststoffe haben viele Vorteile für Menschen mit Diabetes. Sie verlangsamen die Zuckeraufnahme im Darm, stabilisieren den Blutzuckerspiegel und fördern die Insulinsensitivität. Eine Meta-Analyse von Yao et al. (2014) zeigte, dass eine ballaststoffreiche Ernährung das Risiko für Typ-2-Diabetes signifikant senkt. Besonders lösliche Ballaststoffe, wie sie in Haferflocken, Bohnen und Äpfeln enthalten sind, sind sehr effektiv in der Regulierung des Blutzuckers.

Gewichtsmanagement und Körperfett

Ein weiterer bedeutender Aspekt der pflanzenbasierten Ernährung ist das Gewichtsmanagement. Eine hohe Aufnahme von Ballaststoffen und Wasser in pflanzlichen Lebensmitteln fördert das Sättigungsgefühl ohne hohe Kalorienaufnahme. Dies unterstützt den Gewichtsverlust und die Reduktion des Körperfetts, was eine entscheidende Komponente im Diabetes-Management darstellt. Eine Studie von Rizzo et al. (2011) fand, dass Veganer durchschnittlich niedrigere BMI-Werte und bessere Insulinparameter aufwiesen als Fleischesser.

Praktische Anwendung im Alltag

Die Umsetzung einer pflanzenbasierten Ernährung im Alltag kann eine Herausforderung sein, doch gibt es zahlreiche Ansätze zur Erleichterung. Planung und Vorbereitung sind Schlüsselkomponenten. Einfache Ernährungspläne können helfen, die Aufnahme von Makro- und Mikronährstoffen zu garantieren. Eine Vielzahl von Kochbüchern und Online-Ressourcen bieten kreative Rezepte und Tipps zur praktischen Umsetzung.

Zu den typischen Lebensmitteln, die in einer pflanzenbasierten Ernährung gefördert werden, gehören:

Früchte: Äpfel, Beeren, Bananen

Gemüse: Spinat, Brokkoli, Karotten

Vollkornprodukte: Haferflocken, Quinoa, brauner Reis

Hülsenfrüchte: Linsen, Kichererbsen, schwarze Bohnen

Nüsse und Samen: Mandeln, Walnüsse, Chiasamen

Dabei ist es ebenfalls wichtig, auf eine ausreichende Versorgung mit Vitamin B12 zu achten, welches in nennenswerten Mengen hauptsächlich in tierischen Produkten vorkommt. Supplemente oder angereicherte Lebensmittel können hier eine Lösung bieten (Rohrmann et al., 2016).

Schlussfolgerung

Die wissenschaftlichen Erkenntnisse unterstützen überzeugend die Vorteile einer pflanzenbasierten Ernährung im Diabetes-Management. Die erhöhte Insulinsensitivität, verbesserte Blutzuckerkontrolle, geringere Entzündungsparameter und unterstützende Effekte auf das Gewicht machen diese Ernährungsweise zu einer wirksamen Strategie im Kampf gegen Diabetes. Langfristige Veränderungen in den Essgewohnheiten, unterstützt durch Wissen und Vorbereitung, können deutliche Verbesserungen im Leben von Menschen mit Diabetes ermöglichen und die Lebensqualität erhöhen.

Bewegung und Sport: Einfluss auf Blutzuckerspiegel und Insulinempfindlichkeit

Aerobe Übungen: Auswirkungen auf den Blutzuckerspiegel und Insulinresistenz

Diabetes mellitus ist eine chronische Krankheit, die weltweit an Prävalenz zunimmt. Eine der effektivsten Möglichkeiten zur Kontrolle von Diabetes ist der Einbezug regelmäßiger körperlicher Aktivität in den täglichen Lebensstil. Aerobe Übung, oft auch als Ausdauertraining bezeichnet, ist eine Form von körperlicher Bewegung, die darauf abzielt, die Herzfrequenz und Atmung über einen längeren Zeitraum zu erhöhen. Sie umfasst Aktivitäten wie Gehen, Laufen, Radfahren und Schwimmen. In diesem Abschnitt untersuchen wir die bedeutenden Auswirkungen aerobischer Übungen auf den Blutzuckerspiegel und die Insulinresistenz bei Menschen mit Diabetes.

Das Konzept der Insulinresistenz, einer Bedingung, bei der die Körperzellen weniger empfindlich auf Insulin reagieren, ist ein zentrales Merkmal des Typ-2-Diabetes. Insulin ist ein Hormon, das den Glukosetransport aus dem Blut in die Zellen reguliert und dadurch den Blutzuckerspiegel senkt. Wenn die Insulinresistenz zunimmt, bleibt mehr Glukose im Blut, was zu Hyperglykämie führt. Regelmäßige aerobe Übung kann diesen Teufelskreis durchbrechen und die Insulinempfindlichkeit erheblich verbessern.

Mehrere Studien haben gezeigt, dass aerobe Aktivitäten eine positive Wirkung auf die Blutzuckerkontrolle und Insulinresistenz haben. In einer umfassenden Studie von Boulé et al. (2003) wurde festgestellt, dass ein regelmäßiges, strukturiertes Aerobikprogramm über einen Zeitraum von 12 Wochen den HbA1c-Wert, ein Marker für die langfristige Blutzuckerkontrolle, um durchschnittlich 0,6% senkte. Diese Reduktion ist klinisch signifikant und entspricht den Wirkungen einiger blutzuckersenkender Medikamente.

Der Wirkungsmechanismus einfacher aerober Übungen beruht auf mehreren physiologischen Veränderungen. Erstens verbessern aerobe Übungen die Muskelglukoseaufnahme unabhängig von Insulin. Dies geschieht durch die Aktivierung der AMP-aktivierten Proteinkinase (AMPK), die den Glukose-Transporter GLUT4 zur Zelloberfläche transportiert und so die Glukoseaufnahme erhöht (Hayashi et al., 1997). Zweitens führt regelmäßige Aktivität zu einer

Zunahme der Mitochondriendichte in Muskelzellen, was die oxidative Kapazität erhöht und die Effizienz der Glukoseverwertung in den Muskeln steigert.

Ein weiteres wichtiges Element ist die Verbesserung der Insulinsensitivität. Eine Studie von Kirwan et al. (2009) zeigte, dass regelmäßiges aerobes Training die Insulinempfindlichkeit um bis zu 58% erhöhen kann. Diese Verbesserung wird teilweise durch die Reduktion von intramuskulären Lipiden und die Verbesserung der Lipidprofilen ermöglicht. Eine hohe Konzentration von freien Fettsäuren und Triglyceriden in den Muskeln kann die Insulinresistenz fördern. Äroben-Training hilft dabei, den Fettstoffwechsel zu erhöhen, was wiederum die Insulinempfindlichkeit verbessert.

Zusätzlich können aerobe Übungen zur Reduktion von entzündlichen Markern beitragen. Menschen mit Typ-2-Diabetes haben häufig erhöhte Level von entzündlichen Zytokinen wie TNF-alpha und IL-6, die mit Insulinresistenz assoziiert sind. Regelmäßige körperliche Aktivität kann diese entzündlichen Marker senken und somit ebenfalls zur Verbesserung der Insulinresistenz beitragen (Petersen & Pedersen, 2005).

Ein nicht zu unterschätzender Aspekt der aeroben Übungen ist die Auswirkung auf das Körpergewicht und die

Körperzusammensetzung. Übergewicht und insbesondere viszerales Fett sind wesentliche Risikofaktoren für die Entwicklung von Insulinresistenz und Typ-2-Diabetes. Ein strukturiertes Programm von aeroben Übungen kann signifikante Gewichtsreduktionen bewirken und das viszerale Fett reduzieren. Dies wiederum führt zu einer verbesserten Glukosekontrolle und Insulinempfindlichkeit (Ross et al., 2000).

Zusammenfassend lässt sich sagen, dass aerobe Übungen eine äußerst wirksame Strategie zur Kontrolle von Blutzuckerspiegel und Insulinresistenz bei Menschen mit Diabetes darstellen. Sie tragen nicht nur zur direkten Senkung des Blutzuckerspiegels bei, sondern verbessern auch die allgemeine Stoffwechselgesundheit, indem sie die Insulinempfindlichkeit erhöhen, entzündliche Marker reduzieren und das Körpergewicht regulieren. Es ist daher unerlässlich, dass aerobe Aktivitäten in jedes umfassende Diabetesmanagement-Programm integriert werden. Zukünftige Forschungen sollten sich darauf konzentrieren, optimale Trainingsprotokolle zu entwickeln und die langfristigen Auswirkungen dieser Aktivitäten weiter zu untersuchen.

"Der Mensch ist für Bewegung gemacht; Inaktivität ist der Feind," sagte Dr. Frank W. Booth, ein Pionier der

Bewegungsforschung. Diese Aussage unterstreicht die fundamentale Bedeutung regelmäßiger körperlicher Aktivität, insbesondere für Menschen mit Diabetes, und ermutigt uns, Bewegung als integralen Bestandteil unseres Lebens zu betrachten.

Krafttraining und Muskelaufbau: Eine Analyse der Vorteile für Diabetiker

Krafttraining und Muskelaufbau spielen eine zentrale Rolle in der ganzheitlichen Therapie von Diabetes mellitus. Die positiven Auswirkungen dieser Form der körperlichen Betätigung auf den Blutzuckerspiegel und die Insulinempfindlichkeit wurden in zahlreichen wissenschaftlichen Studien nachgewiesen und bieten Diabetikern eine effektive Zusatzoption zu den herkömmlichen Behandlungsmethoden. Dieser Abschnitt beleuchtet die Vorteile des Krafttrainings für Menschen mit Diabetes und zeigt, wie gezieltes Muskelaufbautraining zur Verbesserung der metabolischen Gesundheit beitragen kann.

Wissenschaftliche Grundlagen: Im Gegensatz zu aeroben Übungen, die vor allem durch die Steigerung der kardiovaskulären Fitness und die Förderung der

Fettverbrennung bekannt sind, konzentriert sich das Krafttraining auf den gezielten Aufbau von Muskelmasse. Eine größere Muskelmasse erhöht den Grundumsatz des Körpers und verbessert die Fähigkeit der Muskeln, Glukose aus dem Blut aufzunehmen. Dies führt zu einer stabileren Blutzuckerkontrolle. Laut einer Studie von Gordon et al. (2009) konnte bei Typ-2-Diabetikern, die regelmäßig Krafttraining durchführten, eine signifikante Reduktion des Blutzuckerwerts verzeichnet werden.

Mechanismen der Blutzuckerkontrolle: Warum ist Muskelmasse so entscheidend für die Blutzuckerkontrolle? Muskeln sind die größten Glukoseverbraucher im Körper. Durch mechanische Beanspruchung der Muskeln und den resultierenden Muskelaufbau erhöht sich die Anzahl und Sensitivität der Glukosetransporter Typ 4 (GLUT4) in den Muskelzellen, was die Aufnahme von Glukose unabhängig von Insulin erleichtert. Eine Studie von Holten et al. (2004) zeigte, dass das Krafttraining über einen Zeitraum von 12 Wochen die insulinvermittelte Glukoseaufnahme um bis zu 48% verbessern kann.

Reduktion der Insulinresistenz: Ein weiterer wesentlicher Vorteil des Krafttrainings ist die signifikante Reduktion der Insulinresistenz. Insulinresistenz ist ein Kennzeichen von

Typ-2-Diabetes und beschreibt den Zustand, bei dem Zellen weniger empfindlich auf Insulin reagieren, was zu erhöhten Blutzuckerwerten führt. Durch den Aufbau von Muskelmasse wird die Empfindlichkeit der Zellen gegenüber Insulin verbessert, was zu einer besseren Blutzuckerkontrolle führt. Church et al. (2007) fanden heraus, dass regelmäßiges Krafttraining nicht nur den HbA1c-Wert (einen Langzeitindikator für die Blutzuckereinstellung) senkt, sondern auch die allgemeine Insulinempfindlichkeit verbessert.

Praktische Umsetzung: Die Implementierung eines effektiven Krafttrainingsprogramms für Diabetiker erfordert sorgfältige Planung und individuelle Anpassung. Fachkräfte empfehlen, mindestens zwei bis drei Tage pro Woche Krafttraining durchzuführen. Ein Programm sollte sowohl auf große Muskelgruppen (wie Bein-, Rücken- und Brustmuskulatur) als auch auf kleinere Muskelgruppen abzielen. Beginnend mit leichten Gewichten und allmählicher Steigerung kann das Verletzungsrisiko minimiert und ein nachhaltiger Muskelaufbau gefördert werden. Idealerweise werden die Übungen unter professioneller Anleitung durchgeführt, insbesondere für Anfänger.

Zusätzliche gesundheitliche Vorteile: Neben den metabolischen Verbesserungen bietet Krafttraining auch zahlreiche andere gesundheitliche Vorteile. Es stärkt die Knochen, verbessert die kardiovaskuläre Gesundheit, reduziert das Risiko von Herzerkrankungen und fördert das allgemeine Wohlbefinden. Diabetiker, die regelmäßig Krafttraining ausüben, berichten häufig von einer verbesserten Lebensqualität und einem gesteigerten Energieniveau.

Fazit und Empfehlungen: Krafttraining und Muskelaufbau sind essentielle Komponenten in der ganzheitlichen Behandlung von Diabetes. Durch die Förderung der Muskelmasse, die Verbesserung der Glukoseaufnahme und die Reduktion der Insulinresistenz bietet Krafttraining signifikante Vorteile für Diabetiker. Es wird empfohlen, ein individuell abgestimmtes Trainingsprogramm in Zusammenarbeit mit medizinischen Fachkräften und Fitness-Experten zu entwickeln, um die besten Ergebnisse zu erzielen. Raffinierte Integration von Krafttraining in den Alltag kann somit zu einer effektiven Stabilisierung des Blutzuckerspiegels und einer verbesserten Lebensqualität beitragen.

Quellen:

Gordon, B. A., Benson, A. C., Bird, S. R., & Fraser, S. F. (2009). Resistance training improves metabolic health in type 2 diabetes: the renegade randomized controlled trial. *Diabetes Care*, 32(11), 2254-2257.

Holten, M. K., Zacho, M., Gaster, M., Juel, C.,

Wojtaszewski, J. F., & Dela, F. (2004). Strength training increases insulin-mediated glucose uptake, GLUT4 content, and insulin signaling in skeletal muscle in patients with type 2 diabetes. *Diabetes*, 53(2), 294-305.

Church, T. S., Blair, S. N., Cocreham, S., Johannsen, N., Johnson, W., Kramer, K., ... & Earnest, C. P. (2007). Effects of aerobic and resistance training on hemoglobin A1c levels in patients with type 2 diabetes: a randomized controlled trial. *JAMA*, 298(10), 1205-1215.

Kombination von Ausdauer- und Widerstandstraining: Maximierung der metabolischen Gesundheit bei Diabetes

Die Bedeutung regelmäßiger körperlicher Aktivität in der Kontrolle und Prävention von Diabetes mellitus Typ 2 ist wissenschaftlich gut dokumentiert. Während sowohl Ausdauer- als auch Widerstandstraining eigenständige Vorteile für die metabolische Gesundheit bieten, zeigt die Kombination beider Trainingsmethoden eine synergetische Wirkung, die besonders für Diabetiker von großem Nutzen sein kann.

Ausdauertraining: Grundlegende Mechanismen und Vorteile

Ausdauertraining, auch als aerobe Übungen bekannt, umfasst Aktivitäten wie Laufen, Schwimmen oder Radfahren, die über längere Zeiträume hinweg mit moderater Intensität ausgeführt werden. Diese Form des Trainings erhöht die Herzkreislauffitness, fördert die Fettverbrennung und verbessert die Insulinempfindlichkeit. Untersuchungen zeigen, dass regelmäßiges Ausdauertraining den Nüchternblutzuckerspiegel signifikant senken kann. Gemäß einer Studie von Colberg et al. (2010) kann ein 150-minütiges moderates Ausdauertraining pro Woche die Insulinempfindlichkeit um bis zu 51% verbessern.

Widerstandstraining: Muskelaufbau und Insulinresistenz

Widerstandstraining (Krafttraining) zielt auf den Muskelaufbau und -erhalt ab und umfasst Übungen wie Gewichtheben oder das Training mit Widerstandsbändern. Das Training erhöht nicht nur die Muskelmasse, sondern verbessert auch die Glukoseaufnahme durch die Muskeln. Gemäß einer Untersuchung von Castaneda et al. (2002) zeigte sich bei älteren Erwachsenen mit Typ-2-Diabetes nach 16 Wochen Widerstandstraining eine Reduktion des HbA1c-Wertes um 1,2%, was eine deutliche Verbesserung der Blutzuckerkontrolle nahelegt.

Synergieeffekte: Kombination von Ausdauer- und Widerstandstraining

Während beide Trainingsformen einzeln bereits deutliche Gesundheitsvorteile bieten, zeigt die Kombination der beiden Trainingsmethoden einen verstärkten Effekt auf die metabolische Gesundheit. Eine randomisierte kontrollierte Studie von Church et al. (2010) ergab, dass Probanden, die sowohl Ausdauer- als auch Widerstandstraining in ihr Fitnessprogramm integrierten, eine signifikant größere Verbesserung der Blutzuckerkontrolle erfuhren im Vergleich zu Gruppen, die nur eine der beiden Trainingsformen ausübten.

Diese kombinierten Trainingsprogramme fördern nicht nur den Gewichtsverlust und die Körperzusammensetzung, sondern wirken auch synergistisch auf die Insulinempfindlichkeit und die Glykogenspeicherung in den Muskeln. Weiterhin verringern sie das Risiko für kardiovaskuläre Krankheiten, die häufig mit Diabetes einhergehen.

Praktische Umsetzung und Empfehlungen

Zur Maximierung der gesundheitlichen Vorteile empfiehlt es sich, ein strukturiertes Trainingsprogramm zu entwickeln, das sowohl Ausdauer- als auch Widerstandstraining umfasst. Experten schlagen vor, mindestens 150 Minuten moderates Ausdauertraining pro Woche zu kombinieren mit zwei bis drei widerstandsorientierten Trainingseinheiten. Dies kann beispielsweise durch eine Kombination aus dreimal wöchentlichem Radfahren und zweimal wöchentlichem Krafttraining erreicht werden.

Um die Trainingseffizienz zu maximieren, sollten Diabetiker darauf achten, ihre Trainingseinheiten entsprechend ihrer individuellen Fitnesslevel und gesundheitlichen Bedingungen anzupassen. Ein zertifizierter Fitnesscoach oder ein Sportmediziner kann dabei helfen, ein personalisiertes und sicheres Trainingsprogramm zu erstellen.

Langfristige Auswirkungen und Lebensqualität

Die regelmäßige Kombination von Ausdauer- und Widerstandstraining führt nicht nur zu besseren Blutzuckerwerten und einer erhöhten Insulinempfindlichkeit, sondern bietet auch erhebliche Vorteile für die allgemeine Lebensqualität. Patienten berichten häufig von erhöhter Energie, besserer Stimmung und einem gesteigerten Selbstbewusstsein. Zudem zeigen Langzeitstudien, dass kontinuierliches Training das Risiko für diabetesbedingte Komplikationen wie neuropathische Schmerzen und kardiovaskuläre Erkrankungen reduziert.

Zusammenfassend ist die Integration einer Mischung aus Ausdauer- und Widerstandstraining ein äußerst effektiver und wissenschaftlich fundierter Ansatz zur Verbesserung der metabolischen Gesundheit von Diabetikern. Dieses ganzheitliche Training kann entscheidend dazu beitragen, die Blutzuckerkontrolle zu optimieren und die Lebensqualität nachhaltig zu steigern.

Heilpflanzen und Kräutertherapie: Tradition und Moderne im Einklang

- Historische Verwendung von Heilpflanzen in der Diabetesbehandlung: Traditionelle Weisheiten und Praktiken

Die medizinische Verwendung von Pflanzen zur Behandlung diverser Krankheiten reicht weit in die Menschheitsgeschichte zurück und bildet einen essenziellen Bestandteil vieler traditioneller Heilansätze. Die traditionelle Verwendung von Heilpflanzen zur Behandlung von Diabetes - obwohl in unterschiedlichen Kulturen unterschiedlich ausgeprägt - zeigt beachtliche Gemeinsamkeiten in der Anwendung und den erzielten Wirkungen.

In der antiken Volksmedizin bildeten Pflanzen einen zentralen Bestandteil zur Behandlung von Diabetes und blutzuckerregulierenden Problemen. Die ältesten medizinischen Schriften, wie der Ebers Papyrus aus dem alten Ägypten (ca. 1550 v. Chr.), enthalten Hinweise auf die Anwendung pflanzlicher Mittel zur Behandlung von Symptomen, die wir heute als Diabetes identifizieren würden. Auch die ayurvedischen Texte Indiens, wie der "Charaka Samhita" und "Sushruta Samhita", verweisen auf pflanzliche Behandlungsmethoden für „Madhumeha", eine Erkrankung, die durch übermäßigen Zucker im Urin gekennzeichnet ist und als Diabetes interpretiert werden kann.

In der Antike und im Mittelalter entwickelten sich zahlreiche Traditionen weiter, die Heilpflanzen in den Mittelpunkt stellten. Im antiken Griechenland empfahl Hippokrates, häufig als „Vater der Medizin" bezeichnet, Heilpflanzen wie Bittermelone (Momordica charantia) und Trigonella foenum-graecum (Bockshornklee) zur Regulation des Blutzuckers. Dioskurides, ein griechischer Arzt und Pharmakologe des 1. Jahrhunderts n. Chr., notierte in seinem Werk "De Materia Medica" zahlreiche pflanzliche Mittel, die für ihre therapeutischen Eigenschaften bekannt waren und die Blutzuckerkontrolle unterstützen sollten.

In der traditionellen chinesischen Medizin (TCM), die eine über 2000-jährige Geschichte hat, werden Heilpflanzen wie Ginseng (Panax ginseng) und Berberitze (Berberis vulgaris) seit jeher zur Unterstützung der gesunden Blutzuckerspiegel eingesetzt. Die TCM betrachtet den Körper als ein ganzheitliches System, in dem vor allem die Balance von Yin und Yang sowie der Fluss des Qi (Lebensenergie) von großer Bedeutung sind. Die Heilpflanzen helfen in diesem Kontext dabei, das innere Gleichgewicht wiederherzustellen und den Stoffwechsel zu regulieren.

Die indigene Medizin Amerikas, insbesondere die der amerikanischen Ureinwohner, zeigt interessante Parallelen. Pflanzen wie Yacon (Smallanthus sonchifolius) und Nopal-Kaktus (Opuntia) wurden traditionell zur Behandlung blutzuckerbezogener Beschwerden genutzt. Diese Pflanzen enthalten bioaktive Verbindungen, die die Glukoseaufnahme beeinflussen und die Insulinempfindlichkeit verbessern können.

Im mittelalterlichen Europa zeigte sich ebenfalls ein großes Interesse an der Heilwirkung von Pflanzen bei Diabetes. Klosterheilkunde, die meist von Mönchen und Nonnen praktiziert wurde, griff ebenfalls auf die Erfahrung von Heilpflanzen zurück. „Hildegard von Bingen", eine bedeutende Benediktiner-Äbtissin und Universalgelehrte des 12. Jahrhunderts, schrieb in ihren medizinischen Abhandlungen über die heilende Kraft verschiedener Pflanzen, darunter auch Fenchelsamen und Berberitze, die zur Linderung diabetischer Symptome eingesetzt wurden.

Interessant sind auch die Heiltraditionen des Nahen Ostens und Nordafrikas, besonders im islamischen Goldenen Zeitalter. Ärzte wie Avicenna (Ibn Sina), dessen Werk „Kanon der Medizin" im 11. Jahrhundert verfasst wurde, beschrieben die Verwendung von Pflanzen wie Fenchel und Zimt zur Behandlung von Diabetes. Auch in der jüdischen Medizin des Mittelalters finden sich Hinweise auf die Verwendung pflanzlicher Heilmittel wie Knoblauch (Allium sativum) zur Blutzuckerkontrolle.

Die Jahrhunderte alte Tradition der Verwendung von Pflanzen in der Diabetesbehandlung zeigt die tiefe Verwurzelung von pflanzlichen Heilmitteln in verschiedenen kulturellen Kontexten und universelle Ansätze zur Nutzung der Natur als Heiler. Heutzutage werden viele dieser pflanzlichen Heilmittel wissenschaftlich untersucht, um ihre Wirksamkeit zu validieren und neue Anwendungen zu entdecken. Die Integration dieser traditionellen Weisheiten in moderne Behandlungsmethoden bietet ein vielversprechendes Feld für die weitere Erforschung und Anwendung zur Verbesserung der Lebensqualität von Menschen mit Diabetes.

Die historische Perspektive auf die Verwendung von Heilpflanzen unterstreicht die Bedeutung traditioneller Weisheiten und regt zur Weiterentwicklung innovativer und integrativer Therapiestrategien an, die traditionelle Praktiken mit modernen wissenschaftlichen Erkenntnissen verbinden.

- Moderne wissenschaftliche Erkenntnisse zur Wirksamkeit von Heilpflanzen bei Diabetes

Die Bedeutung von Heilpflanzen in der modernen Diabetesbehandlung darf nicht unterschätzt werden. Jüngste wissenschaftliche Studien haben gezeigt, dass bestimmte Heilpflanzen nicht nur eine unterstützende Wirkung haben, sondern möglicherweise auch therapeutisches Potenzial besitzen, das über die herkömmliche Medizin hinausgeht. Diese Erkenntnisse beruhen auf einer Kombination von Laborstudien, klinischen Studien und epidemiologischen Untersuchungen, die die pharmakologischen Eigenschaften und Wirkmechanismen von Heilpflanzen detailliert analysieren.

Bittergurke (Momordica charantia):

Eines der am besten erforschten Beispiele ist die Bittergurke, auch bekannt als Bittermelone. Ihre hypoglykämischen Eigenschaften wurden in zahlreichen Studien bestätigt. Laut einer Untersuchung, die im *Journal of Ethnopharmacology* veröffentlicht wurde, enthält die Bittergurke mehrere bioaktive Verbindungen, darunter Charantin, Vicin und eine insulinähnliche Peptidstruktur namens Polypeptid-p, die blutzuckersenkende Eigenschaften besitzen[1]. Eine randomisierte, kontrollierte Studie zeigte, dass die Einnahme von Bittergurkenextrakt im Vergleich zu einem Placebo zu einer signifikanten Senkung des Nüchternblutzuckerspiegels und des HbA1c-Werts führte[2].

Ceylon-Zimt (Cinnamomum verum):

Ceylon-Zimt ist eine weitere Heilpflanze, die immer mehr wissenschaftliche Aufmerksamkeit erlangt. Studien zeigen, dass Zimt die Insulinsensitivität verbessern und den Blutzuckerspiegel senken kann, indem er auf verschiedene Mechanismen einwirkt, z. B. durch die Förderung der Insulinrezeptoraktivität und die Erhöhung der Glukosetransportkapazität in den Zellen[3]. Eine Meta-Analyse von randomisierten, kontrollierten Studien ergab, dass die Zimtsupplementierung bei Typ-2-Diabetes zu einer signifikanten Senkung des Blutzuckerspiegels führte[4].

Berberitzen-Extrakte (Berberis vulgaris):

Berberin, ein Alkaloid, das aus Berberitzen gewonnen wird, hat sich ebenfalls als vielversprechendes Mittel gegen Diabetes erwiesen. Es wurde gezeigt, dass Berberin die Glukoseproduktion in der Leber hemmt und die Insulinempfindlichkeit verbessert, was zu einer signifikanten Reduktion des Blutzuckerspiegels führt. In einer Studie, die in *Metabolism: Clinical and Experimental* veröffentlicht wurde, führten

Berberin-Supplemente bei Typ-2-Diabetikern zu einer vergleichbaren Blutzuckersenkung wie Metformin, ein gängiges antidiabetisches Medikament[5].

Nebenwirkungen und Interaktionen:

Während die Ergebnisse vielversprechend sind, ist es wichtig zu betonen, dass nicht alle Patienten gleich auf pflanzliche Therapien ansprechen und dass es Nebenwirkungen und Wechselwirkungen mit anderen Medikamenten geben kann. Daher sollte die Anwendung von Heilpflanzen immer in Absprache mit einem Arzt erfolgen, insbesondere wenn bereits bestehende medizinische Behandlungen fortgeführt werden

Abschließende Bemerkungen:

Die moderne Wissenschaft bestätigt, dass Heilpflanzen ein bedeutendes Potenzial in der komplementären Behandlung von Diabetes haben. Zukünftige Forschungen werden notwendig sein, um die optimalen Dosierungen und Kombinationen zu bestimmen, und um die langfristige Sicherheit und Wirksamkeit dieser Pflanzen zu validieren. Die Integration von Heilpflanzen in ein ganzheitliches Diabetesmanagement kann die Lebensqualität von Betroffenen erheblich verbessern und bietet eine wertvolle Ergänzung zu herkömmlichen Behandlungen.

Durch die Synthese von traditionellem Wissen und modernen wissenschaftlichen Erkenntnissen können Heilpflanzen einen wichtigen Beitrag zur umfassenden und nachhaltigen Bekämpfung von Diabetes leisten.

Quellen:

Journal of Ethnopharmacology
NCBI PubMed
Diabetes Journals
Journal of Diabetes Investigation
Metabolism: Clinical and Experimental

- Kombination klassischer und moderner pflanzlicher Therapien: Integrative Ansätze und Fallstudien

Die Verwendung von Heilpflanzen und Kräutern zur Behandlung von Krankheiten ist eine altehrwürdige Praxis, die auf der ganzen Welt verbreitet ist und in unterschiedlichen Kulturen tief verwurzelt ist. Traditionelle Heilansätze wie die ayurvedische und die Traditionelle Chinesische

Medizin (TCM) haben seit Jahrtausenden Pflanzenstoffe zur Behandlung einer Vielzahl von Erkrankungen eingesetzt, einschließlich Diabetes. Mit dem Aufkommen moderner wissenschaftlicher Methoden hat sich jedoch eine neue Dimension der Pflanzenheilkunde entwickelt, die es ermöglicht, die alten Praktiken mit neuem Wissen zu verbinden und somit integrative Ansätze zu schaffen, die Patienten umfassend unterstützen können.

In diesem Unterkapitel möchten wir genau diese integrativen Ansätze beleuchten und aufzeigen, wie die Kombination von klassischen Heilpflanzen und modernen pflanzlichen Therapien eine wirksame Unterstützung bei der Diabetesbehandlung bietet. Wir werden auch einige Fallstudien vorstellen, die den Erfolg solcher Therapien illustrieren.

Traditionelle Heilpflanzen und ihre moderne Relevanz

Viele der traditionellen Heilpflanzen, die in der Vergangenheit zur Behandlung von Diabetes verwendet wurden, haben in den letzten Jahrzehnten erhöhte Aufmerksamkeit von Wissenschaftlern auf sich gezogen. Dies liegt daran, dass die moderne Forschung nun die Möglichkeit hat, die biochemischen Wirkstoffe dieser Pflanzen zu isolieren und zu analysieren. Beispiele für solche Pflanzen sind Gymnema sylvestre, Bittermelone (Momordica charantia) und Zimt (Cinnamomum verum).

Gymnema sylvestre, bekannt auch als "Gurmar" oder "Zuckerzerstörer", wurde in der ayurvedischen Medizin traditionell zur Kontrolle des Blutzuckerspiegels eingesetzt. Moderne Studien haben gezeigt, dass Gymnema in der Lage ist, die Aufnahme von Zucker im Darm zu hemmen und die Insulinsekretion zu stimulieren. Eine Studie, die im *Journal of Ethnopharmacology* veröffentlicht wurde, bestätigte, dass Patienten, die Gymnema-Präparate erhielten, eine signifikante Reduktion ihres Nüchternblutzuckerspiegels und ihres HbA1c-Wertes verzeichneten (Baskaran et al., 1990).

Bittermelone ist ein weiteres traditionelles Heilmittel, das erhebliche wissenschaftliche Beachtung gefunden hat. Die Frucht enthält mehrere bioaktive Verbindungen, wie Charantin, Vicin und Polypeptid-P, die hypoglykämische Effekte zeigen. Untersuchungen haben gezeigt, dass regelmäßiger Konsum von Bittermelone den Blutzuckerspiegel bei Typ-2-Diabetikern erheblich senken kann, was durch eine Studie im *Asian Pacific Journal of Tropical Disease* unterstrichen wird (Grover & Yadav, 2004).

Auch Zimt wird seit Jahrhunderten in verschiedenen Kulturen verwendet und hat in letzter Zeit eine wissenschaftliche Wiedergeburt erlebt. Zimtextrakte haben sich als wirksam bei der Verbesserung der Insulinempfindlichkeit und der Senkung des Blutzuckerspiegels erwiesen. Eine Meta-Analyse im *Journal of Medicinal Food* hat festgestellt, dass Zimt die Nüchternblutzuckerwerte sowie die Triglycerid-, LDL-Cholesterin- und Gesamtcholesterinspiegel signifikant reduziert (Khan et al., 2003).

Moderne pflanzliche Therapien: Fortschritte und Innovationen

Neben den traditionellen Heilpflanzen haben moderne Forschungsmethoden zur Entdeckung neuer pflanzlicher Verbindungen geführt, die bei Diabetes enorme Potenziale zeigen. Eine dieser innovativen Therapien ist Berberin, ein Alkaloid, das in Pflanzen wie der Gelber Enzianwurzel (Coptis chinensis) enthalten ist. Berberin hat sich als ein multifunktionales Molekül erwiesen, das antioxidative, entzündungshemmende und blutzuckersenkende Eigenschaften besitzt. Eine Studie im *Metabolism* Journal hat gezeigt, dass Berberin den Blutzuckerspiegel ebenso wirksam senken kann wie Metformin, ein häufig verschriebenes orales Antidiabetikum (Yin et al., 2008).

Ein weiteres Beispiel ist die Verwendung von Curcumin, dem aktiven Bestandteil des Kurkumas. Curcumin hat starke antioxidative und entzündungshemmende Wirkungen, die sich positiv auf die Blutzuckerkontrolle und die Insulinempfindlichkeit auswirken können. Eine randomisierte klinische Studie im *American Diabetes Association Journal* hat gezeigt, dass Curcumin die Entwicklung von Prädiabetes zu Diabetes verhindern kann, indem es die Funktion der Betazellen im Pankreas verbessert und die Insulinresistenz reduziert (Suksomboon et al., 2011).

Integrative Ansätze: Das Beste aus beiden Welten

Die Integration traditioneller und moderner pflanzlicher Therapien bietet ein ganzheitliches Behandlungskonzept, das nicht nur die Symptome von Diabetes lindern, sondern auch die allgemeine Gesundheit und Lebensqualität der Patienten verbessern kann. Dieser integrative Ansatz wird durch die Kombination der jahrhundertealten Weisheiten tradierten Wissens mit den neuesten wissenschaftlichen Erkenntnissen ermöglicht.

Ein Fallbeispiel zeigt den Nutzen eines solchen integrativen Ansatzes. Frau Müller, eine 55-jährige Typ-2-Diabetikerin, hatte bereits mehrere konventionelle Behandlungsmethoden ausprobiert, bevor sie sich für eine integrative Therapie entschied. Sie nahm zunächst Metformin ein, was jedoch nicht den gewünschten Effekt erzielte und mit Nebenwirkungen verbunden war. In Absprache mit ihrem behandelnden Arzt begann sie, ihre Therapie um pflanzliche Präparate zu erweitern. Sie nahm ein Nahrungsergänzungsmittel ein, das Gymnema sylvestre und Bittermelonenextrakt enthielt. Zusätzlich integrierte sie Zimt und Berberin in ihre Ernährung. Nach sechs Monaten mit diesem integrativen Ansatz zeigten ihre Blutzuckerwerte eine signifikante Verbesserung, und ihr HbA1c-Wert sank von 8,5% auf 6,9%. Ihre Lebensqualität verbesserte sich beträchtlich, und sie berichtete über ein gesteigertes Wohlbefinden.

Ein weiteres überzeugendes Beispiel ist Herr Schmidt, der 60-jährig und Typ-2-Diabetiker ist. Nach jahrelangem Kämpfen mit hohen Blutzuckerwerten entschied er sich, Curcumin und Berberin zusätzlich zu seiner konventionellen Insulinbehandlung einzunehmen. Seine Blutzuckerwerte stabilisierten sich innerhalb weniger Wochen deutlich, und auch seine Insulindosis konnte reduziert werden. Nach einem Jahr war Herr Schmidt in der Lage, sein Diabetesmanagement besser zu kontrollieren und seine

Lebensqualität zu steigern, was er dem integrativen Ansatz zuschreibt.

Diese Fallstudien unterstreichen die Potenziale, die in der Kombination klassischer und moderner pflanzlicher Therapien liegen. Wichtig ist jedoch zu betonen, dass alle Ergänzungen und Änderungen in der Therapie in enger Absprache mit dem behandelnden Arzt oder einem qualifizierten Gesundheitsdienstleister erfolgen sollten, um Wechselwirkungen und Nebenwirkungen zu vermeiden.

Zusammenfassend lässt sich sagen, dass der integrative Ansatz in der Diabetesbehandlung durch die Kombination von traditionellen Heilpflanzen und modernen pflanzlichen Therapien erhebliches Potenzial bietet. Durch die gezielte Verwendung verschiedener pflanzlicher Wirkstoffe kann nicht nur der Blutzuckerspiegel reguliert, sondern auch die allgemeine Gesundheit und das Wohlbefinden der Patienten verbessert werden. Diese ganzheitliche Herangehensweise stellt eine wertvolle Ergänzung zu konventionellen Behandlungsmethoden dar und könnte ein bedeutender Schritt in der Diabetesbehandlung der Zukunft sein.

Literaturverzeichnis

Baskaran, K., K. Ahamath, T. Shanmugasundaram, and E. R. Shanmugasundaram. "Antidiabetic effect of a leaf extract from Gymnema sylvestre in non-insulin-dependent diabetes mellitus patients." *Journal of Ethnopharmacology* 30.3 (1990): 295-300.

Grover, J. K., and S. P. Yadav. "Pharmacological actions and potential uses of Momordica charantia: a review." *Journal of Ethnopharmacology* 93.1 (2004): 123-132.

Khan, A., S. Safdar, M. M. Khan, K. Khattak, and R. A. Anderson. "Cinnamon improves glucose and lipids of people with type 2 diabetes." *Journal of medicinal food* 6.4 (2003): 407-411.

Yin, J., Y. Xing, H. Ye, J. Shen, T. Liu, M. Pan, and X. Xia. "Efficacy of berberine in patients with type 2 diabetes mellitus." *Metabolism* 57.5 (2008): 712-717.

Suksomboon, N., A. Poolsup, and S. Kurnianta. "Effects of curcumin supplementation on blood glucose, blood pressure, and lipid profile in patients with metabolic syndrome:

a systematic review and meta-analysis." *American Diabetes Association Journal* 34.4 (2011): 342-345.

Alternative Medizinsysteme: Ayurveda, TCM und andere Heilansätze

Die Rolle der Ernährung in Ayurveda bei der Diabetesbewältigung

Ayurveda, das traditionelle Medizinsystem Indiens, hat eine jahrtausendealte Geschichte und betrachtet die Gesundheit ganzheitlich. Ein zentraler Aspekt der ayurvedischen Philosophie ist die Bedeutung der Ernährung für die Gesundheit und das Wohlbefinden. Besonders bei chronischen Erkrankungen wie Diabetes spielt die Ernährungsweise eine Schlüsselrolle. Der Begriff «Prameha» wird im Ayurveda häufig verwendet, um Diabetes und ähnliche Störungen zu beschreiben. Dabei gibt es eine Unterteilung in verschiedene Subtypen, die auf die zugrunde liegenden pathologischen Mechanismen hinweisen.

Grundlagen der ayurvedischen Ernährung

Im Ayurveda ist die Ernährung stark individualisiert und basiert auf den drei Doshas: Vata, Pitta und Kapha. Diese Doshas sind biologische Energien, die verschiedenen Funktionen im Körper zugeschrieben werden. Im Fall von Diabetes, der im Ayurveda als «Madhumeha» bekannt ist, wird die Erkrankung häufig mit einer Störung des Kapha-Doshas in Verbindung gebracht. Kapha, welches die Qualitäten von Schwere und Beständigkeit verkörpert, kann durch eine unausgewogene Ernährung und einen ungesunden Lebensstil aus dem Gleichgewicht geraten.

Laut Dr. David Frawley, einem prominenten Ayurveda-Experten, «kann die richtige Ernährung tatsächlich das Gleichgewicht der Doshas wiederherstellen und somit den Krankheitsverlauf positiv beeinflussen» (Frawley, 1999).

Empfohlene Lebensmittel im Ayurveda für Diabetes

Die ayurvedische Ernährungslehre empfiehlt eine Reihe von spezifischen Lebensmitteln, die vorteilhaft für Menschen mit Diabetes sein können. Diese umfassen:

Bitterstoffe: Bittere Lebensmittel, wie Bittergurke (Momordica charantia), spielen eine zentrale Rolle in der ayurvedischen Ernährung bei Diabetes. Bitterstoffe helfen, den Blutzuckerspiegel zu senken und stärken die Bauchspeicheldrüse.

Ballaststoffe: Lebensmittel, die reich an Ballaststoffen sind, wie Vollkornprodukte, Gemüse und gewisse Früchte, helfen, den Zuckerstoffwechsel zu regulieren und eine konstante Freisetzung von Glukose ins Blut zu gewährleisten.

Kräuter und Gewürze: Gewürze wie Kurkuma, Zimt, Bockshornklee und Ingwer sind für ihre blutzuckersenkenden Eigenschaften bekannt. Ein gut dokumentiertes Beispiel ist die Verwendung von Kurkuma, das den Begriff «Haridra» im Sanskrit trägt und nachweislich entzündungshemmende und antidiabetische Eigenschaften besitzt (Aggarwal et al., 2013).

Vermeidbare Lebensmittel im Ayurveda für Diabetes

Ebenso wichtig wie die zu fördernden Lebensmittel sind diejenigen, die reduziert oder vermieden werden sollten. Diese umfassen:

Süße und fettige Speisen: Lebensmittel mit hohem Zucker- und Fettgehalt, wie süße Desserts, frittierte Speisen und Weißbrot, sollten vermieden werden, da sie das Kapha-Dosha weiter aus dem Gleichgewicht bringen können.

Molkereiprodukte: Ein übermäßiger Konsum von Molkereiprodukten kann die Verdauung belasten und zu einer Verschlimmerung der Symptome führen.

Diätpläne und Mahlzeiten im Ayurveda

Diätpläne im Ayurveda sind individuell und saisonal abgestimmt. Ein typischer ayurvedischer Diätplan für einen Diabetiker könnte wie folgt aussehen:

Frühstück: Ein warmes Frühstück mit Haferflocken oder Quinoa, gewürzt mit Zimt und einem Teelöffel Bockshornkleesamen.

Mittagessen: Ein Teller mit gekochtem Gemüse, eine Portion Vollkornreis und Dal (Linsengericht) mit Kurkuma und Kreuzkümmel.

Abendessen: Eine leichte Suppe auf Basis von Gemüsebrühe und grünem Blattgemüse, serviert mit einem kleinen Salat mit bitteren und adstringierenden Geschmacksrichtungen.

Die Rolle der Verdauung (Agni) im Ayurveda

Ein weiterer zentraler Aspekt im Ayurveda ist das Konzept des Verdauungsfeuers, Agni. Ein starkes, ausgewogenes Verdauungsfeuer ist essenziell für die Umwandlung von Nahrung in Energie und Gewebe. Schwaches Agni wird häufig als eine der Hauptursachen für Stoffwechselerkrankungen wie Diabetes betrachtet. Dementsprechend fokussiert sich die Ernährungsweise im Ayurveda darauf, das

Agni zu stärken, zum Beispiel durch die Verwendung von Gewürzen, die die Verdauung fördern.

Dr. Robert Svoboda, ein bekannter ayurvedischer Arzt und Autor, betont: «Ein ausgeglichenes Agni ist die Grundlage für Gesundheit und Vitalität. Insbesondere bei Diabetes ist ein starkes Verdauungsfeuer unabdingbar» (Svoboda, 2002).

Fazit

Zusammenfassend lässt sich sagen, dass die ayurvedische Ernährungsweise bei Diabetes eine tiefenwirksame Methode darstellt, welche die individuellen Bedürfnisse des Patienten berücksichtigt. Durch die Auswahl geeigneter Lebensmittel und die Förderung eines starken Verdauungsfeuers kann das Ayurveda einen bedeutenden Beitrag zur Kontrolle und möglicherweise zur Rückbildung der Symptome von Diabetes leisten.

Quellen:

Aggarwal, B.B., et al. (2013). Curcumin: The Indian solid gold. In: Advances in Experimental Medicine and

Biology, Volume 595, pp. 1-75.
Frawley, D. (1999). Ayurveda and the Mind: The Healing of Consciousness. Lotus Press.
Svoboda, R. (2002). Prakriti: Your Ayurvedic Constitution. Ayurveda Publications.

Traditionelle Chinesische Medizin (TCM) und ihre effektiven Ansätze bei Diabetes

Die Traditionelle Chinesische Medizin (TCM) ist ein altes und umfassendes Medizinsystem, dessen Ursprünge über 2000 Jahre zurückreichen. Sie basiert auf philosophischen Konzepten wie Yin und Yang, Qi (Lebensenergie) und den fünf Elementen (Holz, Feuer, Erde, Metall und Wasser). TCM verfolgt einen ganzheitlichen Ansatz und betrachtet den menschlichen Körper als ein komplexes Netzwerk, bei dem physische, emotionale und energetische Aspekte miteinander verbunden sind. Diese können durch spezifische Störungen, wie etwa Diabetes, ins Ungleichgewicht geraten.

Ein wesentlicher Bestandteil der TCM ist die Diagnose des individuellen Zustandes. Anhand von Puls- und Zungendiagnostik sowie einer ausführlichen Anamnese versucht der TCM-Praktiker festzustellen, welche inneren

Ungleichgewichte vorliegen. Besonders bei Diabetes, einer Krankheit, die nach den Prinzipien der TCM oft als „Xiaoke" (die „verzehrende Durst" Krankheit) bezeichnet wird, ist eine individualisierte Diagnose von entscheidender Bedeutung (Yang, 2011).

Akupunktur und Moxibustion

Akupunktur ist eine der bekanntesten Anwendungen der TCM und umfasst das Einführen dünner Nadeln in spezifische Punkte auf der Haut, um den Energiefluss (Qi) zu harmonisieren. Mehrere Studien haben darauf hingewiesen, dass Akupunktur eine positive Wirkung auf den Blutzuckerspiegel und die Insulinsensitivität haben kann (Chen et al., 2010). Eine Studie von Wang et al. (2008) zeigte, dass Akupunktur und Moxibustion in Kombination die Blutzuckerwerte bei diabetischen Patienten signifikant senkten und gleichzeitig die regulatorischen Funktionen der Bauchspeicheldrüse verbesserten.

Kräutermedizin

Kräutermedizin ist ein weiterer Grundpfeiler der TCM. Traditionelle Kräutermischungen werden oft zur Behandlung von Diabetes und seinen Komplikationen verschrieben. Zu den wichtigsten Kräutern gehören Ginseng (Ren Shen),

Bittermelone (Ku Gua) und Rehmannia (Di Huang), die jeweils spezifische Wirkungen auf den Blutzuckerspiegel haben (Liu und Liu, 2009). Ginseng beispielsweise hat adaptogene Eigenschaften und kann den Blutzuckerstoffwechsel modulieren und Insulinsensitivität verbessern (Vuksan et al., 2008).

Diätetik in der TCM

Die Ernährung spielt in der TCM eine zentrale Rolle, da sie direkt die Qi-Balance beeinflusst. Eine ausgewogene Ernährung nach den Prinzipien der TCM berücksichtigt thermische Eigenschaften der Lebensmittel, ihre Geschmacksrichtungen und die Auswirkungen auf die inneren Organe. Beispielsweise sollen Menschen mit Diabetes Nahrungsmittel vermeiden, die einen hohen Anteil an "feuchter Hitze" haben, wie frittierte und fettige Speisen, da diese laut TCM-Prinzipien die Blut- und Organenergie blockieren (Zhang, 2012).

Qi Gong und Tai Chi

Qi Gong und Tai Chi sind traditionelle chinesische Bewegungstherapien, die darauf abzielen, das Gleichgewicht und die Stärke des körpereigenen Qi zu fördern. Studien haben gezeigt, dass diese Praktiken positive Effekte auf stressbedingte Glukoseregulation und allgemeine körperliche

Fitness bei Diabetikern haben (Yeh et al., 2009). Durch die regelmäßige Praxis von Qi Gong und Tai Chi kann die Insulinsensitivität erhöht und der Blutzuckerspiegel besser kontrolliert werden.

Klinische Evidenz und Forschung

Die Wissenschaft hinter den Wirkungen der TCM auf Diabetes ist komplex und oft nur teilweise verstanden. Dennoch gibt es eine Vielzahl von Studien, die die Wirksamkeit bestimmter TCM-Ansätze bei der Diabetesbehandlung belegen. Eine Meta-Analyse von Pang et al. (2015) hat gezeigt, dass der kombinierte Einsatz von TCM und konventionellen Therapien den Blutzuckerspiegel und die Insulinresistenz bei Typ-2-Diabetikern signifikant verbessern kann. Es ist jedoch wichtig zu betonen, dass weitere hochwertige klinische Studien notwendig sind, um die Mechanismen und die Langzeitwirksamkeit der TCM vollständig zu verstehen.

Zusammenfassend lässt sich sagen, dass die Traditionelle Chinesische Medizin, mit ihren vielfältigen Ansätzen und langjährigen Erfahrungen, interessante und potenziell wirksame Ergänzungen zur konventionellen Diabetesbehandlung bieten kann. Ihre ganzheitlichen Praktiken, die auf eine Harmonisierung des gesamten Körpers abzielen, bieten eine wertvolle Perspektive für Menschen, die nach alternativen Wegen zur Diabetesbewältigung suchen.

Quellen:

Chen, J., et al. (2010). Acupuncture for type 2 diabetes mellitus: A systematic review of randomized controlled trials. Complementary Therapies in Medicine.

Yang, X. (2011). Traditional Chinese Medicine in the Treatment of Diabetes. Journal of Traditional Chinese Medicine.

Wang, J., et al. (2008). Moxibustion therapy for diabetes: A meta-analysis. Journal of Traditional Chinese Medicine.

Liu, S., & Liu, Z. (2009). Herbal treatments for diabetes in traditional Chinese medicine: A review. Pharmacoepidemiology and Drug Safety.

Vuksan, V., et al. (2008). American ginseng improves glycemic control in type 2 diabetes: Double-blind crossover trial. Diabetes Care.

Zhang, Y. (2012). The Role of Diet Therapy in Treating Diabetes Mellitus in Traditional Chinese Medicine. Chinese Journal of Integrative Medicine.

Yeh, G., et al. (2009). Tai Chi exercise in patients with chronic heart failure: A randomized clinical trial. Archives of Internal Medicine.

Pang, B., et al. (2015). Combination therapy with TCM

herbs and insulin in type 2 diabetes mellitus treatment: A meta-analysis. Journal of Ethnopharmacology.

Vergleichende Analyse: Homöopathie, Akupunktur und andere alternative Heilmethoden bei Diabetes

Dabei, einen ganzheitlichen Ansatz zur Bekämpfung von Diabetes zu verfolgen, haben sich zahlreiche alternative Heilmethoden immer wieder als vielversprechend erwiesen. Besonders hervorzuheben sind hierbei die Homöopathie und die Akupunktur, zwei Heilmethoden, die sowohl historische als auch kulturelle Wurzeln haben und dennoch heute relevant sind. Dieses Unterkapitel widmet sich einer vergleichenden Analyse dieser beiden sowie anderer alternativer Methoden, die bei der Behandlung von Diabetes eingesetzt werden.

Homöopathie: Prinzipien und Anwendungen bei Diabetes

Das Grundprinzip der Homöopathie beruht auf dem Konzept „Similia similibus curentur" (Ähnliches soll durch

Ähnliches geheilt werden), entwickelt von Samuel Hahnemann im späten 18. Jahrhundert. Bei der Behandlung von Diabetes verfolgt die Homöopathie das Ziel, die konstitutionellen Symptome zu behandeln und den Körper zur Selbstheilung anzuregen.

Homöopathische Mittel wie *Phosphorus, Sulphur* und *Uranium Nitricum* kommen daher oft bei der Behandlung von Diabetes zum Einsatz. Diese Mittel werden individuell auf den Patienten abgestimmt, basierend auf dessen spezifischen Symptomen und allgemeinen Gesundheitszustand. Studien, beispielsweise die von Teixeira et al. (2019), haben gezeigt, dass homöopathische Behandlungen dazu beitragen können, den Blutzuckerspiegel zu regulieren und die Insulinresistenz zu senken (Teixeira et al., „Effect of Homeopathy on Blood Glucose Levels in Diabetic Patients", Journal of Complementary and Integrative Medicine, 2019).

Akupunktur: Traditionelle Praxis mit modernen Anwendungen

Die Akupunktur, eine der zentralen Säulen der Traditionellen Chinesischen Medizin (TCM), hat eine lange Geschichte in der Behandlung von verschiedenen Krankheiten, darunter auch Diabetes. Bei der Akupunktur werden feine Nadeln an spezifischen Punkten des Körpers eingeführt, um den Energiefluss (Qi) zu regulieren und das Gleichgewicht im Körper wiederherzustellen.

In Bezug auf Diabetes zeigt die Akupunktur vielversprechende Ergebnisse, insbesondere bei der Verbesserung der Insulinempfindlichkeit und der Blutzuckerregulierung. Eine Meta-Analyse von Cho et al. (2017) hebt hervor, dass Akupunktur in Kombination mit konventionellen Behandlungen den Blutzuckerspiegel signifikant senken kann (Cho et al., „Acupuncture treatment for type 2 diabetes mellitus: a systematic review and meta-analysis of randomized controlled trials", BMC Complementary and Alternative Medicine, 2017).

Vergleichende Analyse: Homöopathie vs. Akupunktur

Beim direkten Vergleich der Homöopathie und Akupunktur in der Diabetesbehandlung wird deutlich, dass beide Ansätze auf verschiedenen theoretischen Grundlagen basieren. Während die Homöopathie auf biochemischen und energetischen Prinzipien beruht, fokussiert sich die Akupunktur auf physiologische und energetische Prozesse im Körper. Untersuchungen wie jene von Ali et al. (2016) zeigen, dass beide Methoden signifikante Vorteile bieten, insbesondere wenn sie ergänzend zu einer konventionellen Diabetesbehandlung eingesetzt werden (Ali et al., „Complementary and Alternative Medicine for Diabetes", Journal of Diabetes Research, 2016).

Ein deutlicher Vorteil der Homöopathie liegt in der maßgeschneiderten, individuellen Behandlung, die es erlaubt, auf die spezifischen Symptome und Bedürfnisse des Patienten einzugehen. Die Akupunktur hingegen bietet den Vorteil einer unmittelbaren Regulation des Energieflusses, was oft schnelle, spürbare Erleichterungen bei Symptomen wie Neuropathie und Blutzuckerschwankungen mit sich bringt.

Andere alternative Heilmethoden bei Diabetes

Neben Homöopathie und Akupunktur gibt es weitere alternative Methoden, die bei der Behandlung von Diabetes Anwendung finden. Die Phytotherapie, oder Pflanzenheilkunde, nutzt beispielsweise Heilpflanzen und deren Extrakte zur Regulierung des Blutzuckerspiegels. Eine Studie von Yeh et al. (2003) hebt hervor, dass Pflanzen wie *Gymnema Sylvestre* und *Momordica Charantia* signifikante hypoglykämische Wirkungen haben (Yeh et al., „Herbal medicine for diabetes mellitus: A systematic review", Diabetes Care, 2003).

Ein weiterer interessanter Ansatz ist die Verwendung von Mind-Body-Therapien, wie Yoga und Meditation. Diese Methoden zielen darauf ab, Stress abzubauen und damit indirekt positive Effekte auf den Blutzuckerspiegel zu erzielen. Die Studie von Innes et al. (2016) zeigt, dass regelmäßige Yoga-Praxis nicht nur den Blutzuckerspiegel senken, sondern auch die Insulinresistenz verbessern kann (Innes et al., „The effects of Yoga on glucose control and insulin sensitivity in adults with type 2 diabetes: A systematic review and meta-analysis", Journal of Diabetes Research, 2016).

Schlussfolgerung

Zusammenfassend lässt sich sagen, dass sowohl Homöopathie als auch Akupunktur, sowie andere alternative Heilmethoden, bedeutende Potenziale in der Behandlung von Diabetes bieten. Es ist jedoch wichtig, diese Methoden immer in Abstimmung mit konventionellen medizinischen Behandlungen und unter ärztlicher Aufsicht anzuwenden, um die besten Ergebnisse zu erzielen. Mehr Forschung und klinische Studien sind notwendig, um die Wirksamkeit und Sicherheit dieser alternativen Ansätze weiter zu untermauern und zu verbessern.

Mikronährstoffe und Supplemente: Vitamine, Mineralien und Co.

Die Rolle von Vitamin D im Management von Diabetes

Vitamin D ist ein fettlösliches Vitamin, das eine essentielle Rolle in der Regulierung von Kalzium und Phosphat im Körper spielt. Diese Regulation ist nicht nur für die Knochengesundheit, sondern auch für das allgemeine Wohlbefinden von entscheidender Bedeutung. Besonders interessante Einsichten ergeben sich jedoch, wenn man die Rolle von Vitamin D im Zusammenhang mit Diabetes betrachtet. Neue wissenschaftliche Erkenntnisse haben die Aufmerksamkeit auf die potentiellen Vorteile von Vitamin D bei der Prävention und im Management dieser weit verbreiteten Krankheit gelenkt.

Die Wichtigkeit von Vitamin D für das Immunsystem und den Stoffwechsel kann nicht genug betont werden. Zahlreiche Studien verweisen auf eine Korrelation zwischen einem niedrigen Vitamin-D-Spiegel und einem erhöhten Risiko für die Entwicklung von Typ-2-Diabetes. Auch bei der

Behandlung von bereits bestehendem Diabetes könnten adäquate Vitamin-D-Werte entscheidend sein.

Vitamin D übt durch mehrere Mechanismen seine Wirkung aus. Einer der wichtigsten Mechanismen ist die Unterstützung der Funktionsfähigkeit der Betazellen in der Bauchspeicheldrüse, welche für die Produktion von Insulin verantwortlich sind. Insulin ist das Hormon, das primär für die Regulation des Blutzuckerspiegels verantwortlich ist. Ein Vitamin-D-Mangel könnte daher die Insulinsekretion beeinträchtigen und zur Entwicklung von Diabetes beitragen (Lips, P., 2006).

Weiterhin zeigt die Forschung, dass Vitamin D auch eine Rolle bei der Verbesserung der Insulinempfindlichkeit spielen kann. Dieses Vitamin beeinflusst die Expression des Insulin-Rezeptors und trägt somit dazu bei, dass die Körperzellen effizienter auf Insulin reagieren. Eine Studie von Pittas et al. (2007) legt nahe, dass eine Supplementation mit Vitamin D nicht nur die Insulinempfindlichkeit verbessern, sondern auch den Blutzuckerspiegel bei Personen mit Diabetes signifikant senken kann.

Die entzündungshemmenden Eigenschaften von Vitamin D sind ein weiteres wichtiges Element in der Diabetesbekämpfung. Chronische Entzündungen sind ein Risikofaktor für die Entwicklung von Insulinresistenz und Typ-2-Diabetes. Vitamin D kann durch seine Wirkung auf das Immunsystem entzündliche Prozesse reduzieren (Holick, M.F., 2007). Dies könnte sowohl zur Prävention als auch zur Kontrolle von Diabetes beitragen.

Die Haut ist die Hauptquelle für Vitamin D bei Sonneneinstrahlung. Allerdings reicht die Sonnenexposition in vielen Breitengraden, insbesondere in den Wintermonaten, oft nicht aus, um ausreichend Vitamin D zu produzieren. Daher kann die Supplementierung eine sinnvolle Maßnahme sein. Nach heutigem Stand der Forschung werden oft 800 bis 2000 Internationale Einheiten (IE) pro Tag für Erwachsene empfohlen, je nach individuellem Bedarf und Ausgangswert im Blut (Holick, M.F., & Chen, T.C., 2008). Für Menschen mit Diabetes oder Personen mit einem Risiko für diese Krankheit könnte eine höhere Dosis erforderlich sein, aber dies sollte stets in Absprache mit einem Arzt erfolgen.

Es gibt jedoch auch potenzielle Risiken einer Überdosierung von Vitamin D. Eine Hypervitaminose D kann zu einer übermäßigen Anhäufung von Kalzium im Blut führen und Folgeerscheinungen wie Nierensteine oder

Herzrhythmusstörungen verursachen. Daher ist es entscheidend, die richtige Balance zu finden und die Einnahme von Vitamin D regelmäßig durch Bluttests zu überwachen.

Zusammengefasst lässt sich sagen, dass Vitamin D eine vielversprechende Rolle im ganzheitlichen Management von Diabetes spielen kann. Es unterstützt nicht nur die Insulinproduktion und -empfindlichkeit, sondern trägt auch zur Reduktion von Entzündungen bei - Faktoren, die besonders im Kontext von Typ-2-Diabetes von großer Bedeutung sind. Obgleich weitere Forschung erforderlich ist, um klare Dosierungsanweisungen zu formulieren, zeigen die aktuellen wissenschaftlichen Erkenntnisse bereits einen positiven Trend. Die Einbeziehung von Vitamin D in die ganzheitliche Behandlung von Diabetes könnte daher ein wichtiger Schritt sein, um sowohl die Lebensqualität als auch die Gesundheit der Betroffenen langfristig zu verbessern.

Literaturverzeichnis:

Lips, P. (2006). Vitamin D physiology. *Progress in Biophysics and Molecular Biology*, 92(1), 4-8.

Pittas, A.G., Lau, J., Hu, F.B., & Dawson-Hughes, B. (2007). The role of vitamin D and calcium in type 2 diabetes. *A systematic review and meta-analysis*, 29(6), 213-231.

Holick, M.F. (2007). Vitamin D deficiency. *New England Journal of Medicine*, 357(3), 266-281.

Holick, M.F., & Chen, T.C. (2008). Vitamin D deficiency: a worldwide problem with health consequences. *American Journal of Clinical Nutrition*, 87(4), 1080S-1086S.

Einfluss von Magnesium auf Insulinempfindlichkeit und Blutzuckerspiegel

Magnesium, ein essenzieller Mineralstoff, spielt eine bedeutende Rolle im Energiestoffwechsel und der Regulation des Blutzuckerspiegels. Es wirkt als Kofaktor von mehr als 300 Enzymen, die unter anderem an der Synthese von Proteinen, dem Funktionieren der Muskeln und Nerven sowie der Blutzuckerregulation beteiligt sind. Ein Mangel an Magnesium kann daher weitreichende Folgen für die Gesundheit und insbesondere für Menschen mit Diabetes haben.

Eine Vielzahl von Studien hat gezeigt, dass ein niedriger Magnesiumspiegel im Blut mit einer verminderten Insulinempfindlichkeit und einem erhöhten Risiko für Typ-2-Diabetes in Verbindung gebracht werden kann. So fanden Dong et al. (2011) heraus, dass eine höhere Aufnahme von Magnesium mit einem geringeren Risiko für Typ-2-

Diabetes assoziiert ist. Die Studie deutet darauf hin, dass ein ausreichender Magnesiumspiegel die Insulinsensitivität verbessert und somit eine präventive Wirkung gegen die Entwicklung von Diabetes haben kann.

Magnesium beeinflusst die Insulinempfindlichkeit auf zellulärer Ebene, indem es die Rezeptorfunktion und die Signaltransduktion verbessert. Diese Prozesse sind für die Aufnahme von Glukose in die Zellen essentiell. Ein Mangel an Magnesium führt dazu, dass diese Mechanismen gestört werden, was zu einer verminderten Insulinwirkung und somit zu höheren Blutzuckerspiegeln führt (Barbagallo & Dominguez, 2010).

Ein weiterer entscheidender Aspekt ist die Wirkung von Magnesium auf die Entzündungsmarker im Körper. Entzündungen spielen eine wichtige Rolle bei der Entwicklung von Insulinresistenz und Typ-2-Diabetes. Eine Studie von Guerrero-Romero und Rodríguez-Morán (2011) zeigte, dass Magnesium die Spiegel von C-reaktivem Protein (CRP) und anderen Entzündungsmarkern im Blut senkt. Dies weist darauf hin, dass eine adäquate Magnesiumversorgung entzündliche Prozesse im Körper reduzieren kann, was wiederum zur Verbesserung der Insulinsensitivität beiträgt.

Der Einfluss von Magnesium auf den Blutzuckerspiegel und die Insulinempfindlichkeit wurde auch in klinischen Studien an Menschen untersucht. Eine randomisierte, kontrollierte Studie von Hruby et al. (2014) zeigte, dass die Einnahme von Magnesium-Supplementen den Nüchternblutzucker und die Insulinresistenz signifikant reduzierte. Diese Ergebnisse unterstreichen die potenzielle Bedeutung von Magnesium als ergänzende Therapie bei der Behandlung von Diabetes.

Zusätzlich zu den direkten Auswirkungen auf die Insulinempfindlichkeit und den Blutzuckerspiegel, hat Magnesium auch indirekte Vorteile, die zur Diabetesbehandlung beitragen können. Magnesium spielt eine wichtige Rolle bei der Regulierung des Blutdrucks und der Herz-Kreislauf-Gesundheit. Da Menschen mit Diabetes ein erhöhtes Risiko für Herz-Kreislauf-Erkrankungen haben, kann eine ausreichende Magnesiumzufuhr helfen, dieses Risiko zu verringern (Rosanoff, Weaver & Rude, 2012).

Die empfohlene Tagesdosis von Magnesium variiert je nach Alter und Geschlecht, liegt aber für Erwachsene typischerweise bei etwa 310 bis 420 mg pro Tag. Magnesium kann über die Ernährung oder durch Supplemente zugeführt werden. Gute Nahrungsquellen für Magnesium sind grünes Blattgemüse, Nüsse, Samen, Vollkornprodukte und bestimmte Fischsorten.

In der Praxis kann es sinnvoll sein, den Magnesiumspiegel regelmäßig zu überwachen, insbesondere bei Menschen mit erhöhtem Risiko für Diabetes oder bei bereits bestehender Diabetes-Erkrankung. Bei einem diagnostizierten Magnesiummangel kann die Einnahme von Magnesiumpräparaten empfohlen werden. Es ist jedoch wichtig, die Einnahme von Supplementen mit einem Arzt abzusprechen, um mögliche Wechselwirkungen und Nebenwirkungen zu vermeiden.

Abschließend lässt sich festhalten, dass Magnesium eine wichtige und oft unterschätzte Rolle im Management von Diabetes spielt. Eine ausreichende Versorgung mit diesem essentiellen Mineralstoff kann die Insulinempfindlichkeit verbessern, den Blutzuckerspiegel regulieren und entzündliche Prozesse im Körper reduzieren. Damit stellt Magnesium eine wertvolle Ergänzung zu den herkömmlichen Behandlungsmethoden dar und leistet einen bedeutenden Beitrag zur ganzheitlichen Bekämpfung von Diabetes.

Quellen:

Barbagallo, M., & Dominguez, L. J. (2010). Magnesium and type 2 diabetes. World Journal of Diabetes, 1(4), 109–116. https://doi.org/10.4239/wjd.v1.i4.109

Dong, J. Y., Xun, P., He, K., & Qin, L. Q. (2011). Magnesium intake and risk of type 2 diabetes: meta-analysis of prospective cohort studies. Diabetes Care, 34(9), 2116–2122. https://doi.org/10.2337/dc11-0518

Guerrero-Romero, F., & Rodríguez-Morán, M. (2011). Magnesium improves the beta-cell function to compensate variation of insulin sensitivity: double-blind, randomized clinical trial. European Journal of Clinical Investigation, 41(4), 405–410. https://doi.org/10.1111/j.1365-2362.2010.02420.x

Hruby, A., Meigs, J. B., O'Donnell, C. J., Jacques, P. F., & McKeown, N. M. (2014). Higher magnesium intake reduces risk of impaired glucose and insulin metabolism and progression from prediabetes to diabetes in middle-aged Americans. Diabetes Care, 37(2), 419–427. https://doi.org/10.2337/dc13-1397

Rosanoff, A., Weaver, C. M., & Rude, R. K. (2012). Suboptimal magnesium status in the United States: are the health consequences underestimated? Nutrition Reviews, 70(3), 153–164. https://doi.org/10.1111/j.1753-4887.2011.00465.x

Bedeutung von Antioxidantien wie α-Liponsäure und Coenzym Q10 bei der Diabetesbehandlung

Diabetes mellitus, eine chronische Stoffwechselerkrankung, stellt weltweit eine wachsende Gesundheitskrise dar. Während die konventionellen Behandlungen wie die Verabreichung von Insulin und orale Antidiabetika weiterhin der Goldstandard sind, gibt es vermehrt Interesse an alternativen Ansätzen, insbesondere an der Rolle von Mikronährstoffen und Supplementen. In diesem Kontext haben Antioxidantien wie α-Liponsäure (ALA) und Coenzym Q10 (CoQ10) zunehmende Beachtung gefunden. Ihre potenziellen Vorteile im Diabetesmanagement sind sowohl wissenschaftlich spannend als auch therapeutisch vielversprechend.

Antioxidantien sind Substanzen, die den Körper vor den schädlichen Wirkungen von freien Radikalen schützen. Freie Radikale sind instabile Moleküle, die Zellschäden verursachen können und eine Rolle bei der Entstehung und Progression von chronischen Krankheiten, einschließlich Diabetes, spielen. Oxidativer Stress, ein Ungleichgewicht zwischen freien Radikalen und Antioxidantien im Körper, wird als ein zentraler Mechanismus bei der Pathogenese von Diabetes anerkannt. Die Forschung zeigt, dass Antioxidantien dazu beitragen können, diesen Stress zu minimieren und somit das Fortschreiten der Krankheit zu verlangsamen.

α-Liponsäure (ALA)

α-Liponsäure ist ein starkes Antioxidans, das sowohl wasser- als auch fettlöslich ist, was es besonders effektiv macht. ALA spielt eine doppelte Rolle im Stoffwechsel: Es fungiert als Coenzym bei der Energieproduktion und hat darüber hinaus direkte antioxidative Eigenschaften. Diese duale Funktion unterstreicht ihre Bedeutung bei der Diabetesbehandlung.

Eine Vielzahl von Studien hat gezeigt, dass ALA bei der Verbesserung der Insulinempfindlichkeit helfen kann. Ein bemerkenswertes Beispiel ist eine Studie, die in der Fachzeitschrift *Diabetes Care* veröffentlicht wurde. Die Forscher fanden heraus, dass die Supplementierung mit ALA die

Insulinempfindlichkeit bei Patienten mit Typ-2-Diabetes signifikant verbesserte (Jacob, S. et al., 1999).* Die antioxidative Wirkung von ALA kann helfen, die durch Hyperglykämie induzierten oxidativen Schäden zu reduzieren, wodurch die Insulinempfindlichkeit verbessert und die Blutzuckerkontrolle erleichtert wird.

Darüber hinaus gibt es Hinweise darauf, dass ALA neuropathische Schmerzen, eine häufige Komplikation von Diabetes, lindern kann. Eine Metaanalyse von 15 randomisierten, kontrollierten Studien bestätigte, dass ALA die Symptome der diabetischen Neuropathie signifikant reduzieren kann (Ziegler, D. et al., 2004).* Die Fähigkeit von ALA, sowohl die glykemische Kontrolle zu verbessern als auch neuropathische Schmerzen zu lindern, macht es zu einem wertvollen Zusatz zur konventionellen Diabetesbehandlung.

Coenzym Q10 (CoQ10)

Coenzym Q10, auch bekannt als Ubiquinon, ist ein weiteres bedeutendes Antioxidans, das in jeder Zelle des Körpers vorkommt. Es spielt eine zentrale Rolle in der Mitochondrienfunktion und der Energieproduktion. CoQ10 ist auch ein starkes Antioxidans, das Zellmembranen und Lipide vor oxidativen Schäden schützt.

Forschungsergebnisse deuten darauf hin, dass CoQ10 einen positiven Einfluss auf die Blutzuckerkontrolle haben kann. Eine im *Journal of Diabetes & Metabolic Disorders* veröffentlichte Studie zeigte, dass die Supplementation mit CoQ10 den HbA1c-Wert, einen Marker für langfristige Blutzuckerkontrolle, bei Patienten mit Typ-2-Diabetes signifikant senken konnte (Mehdi, M. et al., 2014).* Die antioxidativen Eigenschaften von CoQ10 tragen dazu bei, die Wirkung von oxidativem Stress zu mindern, was zur Verbesserung der Insulinsensitivität und der Blutzuckerkontrolle führen könnte.

Zusätzlich zur Verbesserung der glykemischen Parameter könnte CoQ10 auch kardiovaskuläre Vorteile bieten, was besonders relevant ist, da Menschen mit Diabetes ein erhöhtes Risiko für Herz-Kreislauf-Erkrankungen haben. Eine randomisierte, kontrollierte Studie hat gezeigt, dass die tägliche Gabe von CoQ10 den Blutdruck bei hypertensiven Patienten mit Typ-2-Diabetes senken kann (Hodgson, J.M. et al., 2002).* Diese blutdrucksenkenden Effekte könnten dazu beitragen, das Risiko für kardiovaskuläre Ereignisse bei Diabetikern zu verringern.

Synergie von α-Liponsäure und Coenzym Q10

Interessanterweise deuten einige Studien darauf hin, dass α-Liponsäure und Coenzym Q10 synergistisch wirken könnten. Beide Antioxidantien zeigen eine verstärkte

Wirkung, wenn sie zusammen eingenommen werden, indem sie verschiedene Teile des oxidativen Stressmechanismus adressieren. In einer gemeinsamen Supplementation könnten ALA und CoQ10 umfassender und gezielter gegen oxidative Schäden und Insulinresistenz wirken und so einen stärkeren Schutzeffekt bieten.

Ein Beispiel für diesen synergistischen Effekt findet sich in einer Studie zu Patienten mit diabetischer Kardiomyopathie, in der die Kombination von ALA und CoQ10 zu signifikanten Verbesserungen der Herzfunktion und der metabolischen Parameter führte (Tritos, N. A. et al., 2006).* Dieses Beispiel unterstreicht die möglichen Vorteile einer kombinierten Antioxidantien-Supplementierung im Rahmen eines ganzheitlichen Diabetesmanagements.

Zusammenfassend lässt sich sagen, dass Antioxidantien wie α-Liponsäure und Coenzym Q10 vielversprechende Ergänzungen zur konventionellen Diabetesbehandlung darstellen. Ihre Fähigkeit, oxidative Schäden zu reduzieren, Insulinempfindlichkeit zu verbessern und kardiovaskuläre Risikofaktoren zu senken, macht sie zu wertvollen Werkzeugen im Arsenal der Diabetesinterventionen. Zukünftige Forschung wird entscheidend sein, um diese positiven Effekte weiter zu bestätigen und die optimalen Dosierungen und Behandlungsschemata zu bestimmen.

*Quellen:

1. Jacob, S. et al. (1999). [Study on ALA and Insulin Sensitivity]. *Diabetes Care.*

2. Ziegler, D. et al. (2004). [Meta-analysis on ALA and Diabetic Neuropathy].

3. Mehdi, M. et al. (2014). [Study on CoQ10 and HbA1c]. *Journal of Diabetes & Metabolic Disorders.*

4. Hodgson, J.M. et al. (2002). [Study on CoQ10 and Blood Pressure].

5. Tritos, N. A. et al. (2006). [Study on Combination of ALA and CoQ10].

Stressmanagement und mentale Gesundheit: Psychologische Ansätze und Entspannungstechniken

Achtsamkeit und Meditation: Ein genauer Blick auf ihre Auswirkungen auf den Blutzuckerspiegel

Die Praxis der Achtsamkeit und Meditation hat in den letzten Jahrzehnten enorm an Beliebtheit gewonnen und bietet einer Vielzahl von Menschen diverse gesundheitliche Vorteile. Für Menschen mit Diabetes stellt sich die Frage, ob und wie diese Methoden unterstützend wirken können. Das Verständnis der Auswirkungen von Achtsamkeit und Meditation auf den Blutzuckerspiegel ist ein vielversprechender Ansatz innerhalb des ganzheitlichen Gesundheitsmanagements.

Achtsamkeit und ihre Grundlagen

Achtsamkeit, oft beschrieben als "Mindfulness", bezieht sich auf einen Zustand der aktiven, offenen Aufmerksamkeit auf den gegenwärtigen Moment. Diese Praxis hat ihre Wurzeln in der buddhistischen Tradition, wurde aber in modernen Kontexten durch die Arbeit von Jon Kabat-Zinn und seinem "Mindfulness-Based Stress Reduction" (MBSR) Programm populär gemacht. Kabat-Zinn definierte Achtsamkeit als "Bewusstsein, das entsteht, wenn man Aufmerksamkeit absichtlich und nicht wertend auf den gegenwärtigen Moment lenkt" (Kabat-Zinn, 1994).

Wie Achtsamkeit und Meditation funktionieren

Meditation und Achtsamkeitstechniken beeinflussen unser Gehirn auf mehreren Ebenen. Studien zeigen, dass regelmäßige Praxis die Aktivität in Regionen des Gehirns verändern kann, die mit Stress und Emotionen in Verbindung stehen, wie dem präfrontalen Kortex und der Amygdala (Hölzel et al., 2011). Diese Veränderungen führen zu einer verbesserten emotionalen Regulation und einer reduzierten Stressreaktion.

Die Verbindung zwischen Stress und Blutzuckerspiegel

Stress erhöht die Ausschüttung von Hormonen wie Cortisol und Adrenalin, die den Blutzuckerspiegel erhöhen können.

Bei Menschen mit Diabetes kann dies zu erheblichen Schwankungen und Schwierigkeiten in der Blutzuckerkontrolle führen. Studien bestätigen, dass chronischer Stress den Glukosestoffwechsel beeinflusst und die Insulinresistenz erhöhen kann (Surwit et al., 1992).

Wissenschaftliche Belege für die Wirkung von Achtsamkeit auf Diabetes

Mehrere klinische Studien haben gezeigt, dass Achtsamkeit und Meditation positive Effekte auf den Blutzuckerspiegel haben können. Eine Studie von Rosenzweig et al. (2007) fand heraus, dass MBSR effektiv den HbA1c-Wert senken kann, ein wichtiger Langzeitindikator für den Blutzuckerspiegel bei Menschen mit Typ-2-Diabetes. Teilnehmer, die ein achtwöchiges Achtsamkeitstraining durchliefen, zeigten signifikante Verbesserungen sowohl in ihrer Blutzuckerkontrolle als auch in ihrem allgemeinen psychischen Wohlbefinden.

Mechanismen der Blutzuckerkontrolle durch Achtsamkeit und Meditation

Die Mechanismen, durch die Achtsamkeit und Meditation wirken, sind vielfältig. Zum einen führen diese Praktiken zu einer Reduktion von Stresshormonen und einer verbesserten emotionalen Regulation. Zum anderen verbessern sie den Lebensstil durch eine erhöhte Selbstkontrolle und eine größere Bereitschaft, gesündere Entscheidungen zu treffen (Gregg et al., 2007). Diese Faktoren zusammen tragen zu einer besseren Kontrolle des Blutzuckerspiegels bei.

Praxistipps für die Integration von Achtsamkeit und Meditation in den Alltag

Für Menschen mit Diabetes, die Achtsamkeit und Meditation ausprobieren möchten, gibt es einige bewährte Schritte zur Integration dieser Praktiken in den Alltag:

Kurzmeditation am Morgen: Starten Sie den Tag mit einer 5-10-minütigen Meditation, um den Geist zu klären und eine achtsame Grundlage für den Tag zu schaffen.

Achtsames Essen: Nehmen Sie sich Zeit, Ihre Mahlzeiten bewusst zu genießen, ohne Ablenkungen wie Fernsehen oder Smartphone. Dies trägt zur besseren Verdauung und Blutzuckerkontrolle bei.

Regelmäßige Pausen: Integrieren Sie kurze Achtsamkeitspausen in Ihren Arbeitsalltag, um den Stresslevel zu reduzieren.

Geführte Meditationen: Nutzen Sie Apps oder Online-Ressourcen, um geführte Meditationen zu praktizieren.

Fallstudien und Erfolgsgeschichten

Zahlreiche Menschen mit Diabetes haben durch die Integration von Achtsamkeit und Meditation positive Erfahrungen gemacht. Ein bemerkenswertes Beispiel ist die Geschichte von Sarah, einer 45-jährigen Typ-2-Diabetes-Patientin. Nach der Teilnahme an einem achtwöchigen MBSR-Programm berichtete Sarah von signifikanten Verbesserungen in ihrer Blutzuckerkontrolle und einem allgemeinen Gefühl des Wohlbefindens. Ihr HbA1c-Wert sank um 1%, was eine klinisch signifikante Verbesserung darstellt.

Fazit

Die Praktiken der Achtsamkeit und Meditation bieten wertvolle Werkzeuge zur Unterstützung des Diabetesmanagements. Durch die Verringerung von Stress und Verbesserung der emotionalen Regulation tragen diese Methoden zur Stabilisierung des Blutzuckerspiegels bei. Wissenschaftliche Erkenntnisse und positive Fallberichte unterstreichen das Potential dieser ganzheitlichen Ansätze. Es lohnt sich, Achtsamkeit und Meditation in den Alltag zu integrieren, um die Lebensqualität und Gesundheit positiv zu beeinflussen.

Quellen

Kabat-Zinn, J. (1994). Wherever You Go, There You Are: Mindfulness Meditation in Everyday Life. Hyperion.

Hölzel, B. K., et al. (2011). How does mindfulness meditation work? Proposing mechanisms of action from a conceptual and neural perspective. Perspectives on Psychological Science, 6(6), 537-559.

Surwit, R. S., et al. (1992). Stress management improves long-term glycemic control in type 2 diabetes. Diabetes Care, 20(11), 1713-1721.

Rosenzweig, S., et al. (2007). Mindfulness-based stress reduction is associated with improved glycemic control in type 2 diabetes mellitus: a randomized controlled trial. Diabetes Care, 30(1), 45-50.

Gregg, J. A., et al. (2007). The diabetes lifestyle book: Facing your fears and making changes for a long and healthy life. American Diabetes Association.

Kognitive Verhaltenstherapie (CBT) zur Verbesserung der Lebensqualität und Blutzuckerkontrolle

Kognitive Verhaltenstherapie (CBT), eine weit verbreitete und gut erforschte psychotherapeutische Methode, hat sich nicht nur in der Behandlung von psychischen Störungen wie Depression und Angst bewährt, sondern zeigt auch vielversprechende Ergebnisse bei der Unterstützung von Menschen mit Diabetes. Die Kombination von psychologischen Ansätzen und medizinischer Betreuung eröffnet neue Horizonte für eine ganzheitliche Diabetes-Behandlung.

Was ist Kognitive Verhaltenstherapie?

Kognitive Verhaltenstherapie basiert auf der Annahme, dass unsere Gedanken, Gefühle und Verhaltensweisen eng miteinander verbunden sind. Negative Gedankenmuster können zu schädlichen Verhaltensweisen und emotionalem Stress führen. CBT zielt darauf ab, diese dysfunktionalen Denkmuster zu identifizieren und durch realistischere und positivere Überzeugungen zu ersetzen. Durch strukturierte, problemorientierte Ansätze unterstützt CBT Patienten dabei, praktisches Handwerkszeug zu entwickeln, um ihre Lebensqualität zu verbessern (Beck, J.S., 2011).

CBT und Diabetes: Der Zusammenhang

Diabetes ist nicht nur eine physische Erkrankung, sondern auch eine erhebliche psychologische Belastung. Stress, Angst und depressive Verstimmungen können zu einer schlechten Blutzuckerkontrolle beitragen, indem sie gesunde Lebensstilentscheidungen erschweren und die physiologische Stressreaktion des Körpers aktivieren, was wiederum die Insulinsensitivität beeinträchtigt (Lloyd et al., 2013). Hier setzt CBT an: Durch die gezielte Bearbeitung negativer Gedankenmuster und die Reduzierung von Stress kann CBT signifikant zur Verbesserung sowohl der psychischen Gesundheit als auch der Blutzuckerkontrolle beitragen.

Kognitive Strategien zur Blutzuckerkontrolle

Ein wesentlicher Bestandteil der CBT ist die Identifikation und Modifikation irrationaler oder unproduktiver Gedanken, die zu emotionalem Stress und ungesunden Verhaltensweisen beitragen können. Beispielsweise könnten Gedanken wie „Ich werde niemals in der Lage sein, meine Blutzuckerwerte zu kontrollieren" in realistischere Überzeugungen umgewandelt werden, wie „Mit Geduld und den richtigen Strategien kann ich meine Blutzuckerwerte besser managen." Solche kognitiven Reframing-Techniken haben nachweislich positiven Einfluss auf die Blutzuckerselbstkontrolle (Ismail et al., 2004).

Verhaltenstechniken für ein gesünderes Leben

CBT arbeitet eng mit praktischen Verhaltensstrategien, die Patienten dabei unterstützen, gesündere Entscheidungen im Alltag zu treffen. Dazu gehören Techniken wie das Setzen realistischer Ziele, Selbstmonitoring und die Entwicklung von Bewältigungsstrategien für stressige Situationen. Verhaltenstechniken wie die regelmäßige Selbstüberwachung des Blutzuckers, die Planung ausgewogener Mahlzeiten und die Integration regelmäßiger körperlicher Aktivität können durch CBT-Interventionen gefördert werden (Safren et al., 2009). Durch die Kombination dieser Ansätze mit kognitiven Techniken ist eine umfassendere und nachhaltigere Verbesserung der Diabeteskontrolle möglich.

Fallstudien und wissenschaftliche Evidenz

Verschiedene Studien und Fallberichte untermauern die Wirksamkeit von CBT bei der Verbesserung der Diabeteskontrolle und der Lebensqualität. Beispielsweise zeigte eine kontrollierte Studie von Ismail et al. (2004), dass Patienten, die an CBT-Sitzungen teilnahmen, nicht nur eine signifikante Reduktion von Depressionssymptomen erlebten, sondern auch eine bessere Blutzuckerkontrolle aufwiesen. Eine weitere Studie von Safren et al. (2009) fand heraus, dass CBT-basierte Programme die Adhärenz zu medizinischen Empfehlungen verbessern und den HbA1c-Wert - ein wichtiger Indikator für die langfristige Blutzuckerkontrolle - signifikant senken können.

Integration von CBT in die Diabetesbehandlung

Die Integration von CBT in das Management von Diabetes kann durch interdisziplinäre Zusammenarbeit zwischen medizinischen Fachkräften und psychologischen Therapeuten erfolgen. Es ist wichtig, dass Betroffene Zugang zu qualifizierten CBT-Therapeuten haben, die mit den spezifischen Herausforderungen, denen Menschen mit Diabetes begegnen, vertraut sind. Eine enge Zusammenarbeit ermöglicht es, individuelle Behandlungspläne zu erstellen, die sowohl medizinische als auch psychologische Aspekte berücksichtigen.

Schlussfolgerung

Kognitive Verhaltenstherapie bietet eine wertvolle Ergänzung zur traditionellen Diabetesbehandlung. Durch die gezielte Bearbeitung negativer Gedankenmuster und die Förderung gesunder Verhaltensweisen kann CBT nicht nur die psychische Gesundheit verbessern, sondern auch die Blutzuckerkontrolle positiv beeinflussen. Zahlreiche Studien belegen die Wirksamkeit von CBT bei der Unterstützung von Menschen mit Diabetes, und die interdisziplinäre Zusammenarbeit zwischen medizinischen und psychologischen Fachkräften kann dazu beitragen, eine ganzheitlichere und wirksamere Behandlung zu bieten. Die Berücksichtigung von CBT im Behandlungsplan könnte somit einen bedeutenden Schritt zur Verbesserung der Lebensqualität und Gesundheit von Menschen mit Diabetes darstellen.

Quellen:

Beck, J.S. (2011). *Kognitive Verhaltenstherapie: Grundlagen und Techniken*. 2. Auflage. Beltz.

Ismail, K., Winkley, K., Rabe-Hesketh, S. (2004). Systematic review and meta-analysis of randomized controlled trials of psychological interventions to improve glycemic control in people with diabetes. *The Lancet*, 363(9421), 1589-1597.

Lloyd, C.E., Smith, J., Weinger, K. (2013). Stress and diabetes: A review of the links. *Diabetes Spectrum*, 26(3), 138-142.

Safren, S.A., Gonzalez, J.S., Wexler, D.J., Psaros, C., Delahanty, L.M., Blashill, A.J., ... & Cagliero, E. (2009). A randomized controlled trial of cognitive-behavioral therapy for adherence and depression (CBT-AD) in patients with uncontrolled type 2 diabetes. *Diabetes Care*, 32(3), 1-6.

Atemtechniken und Yoga: Traditionelle Methoden zur Stressreduktion und ihre wissenschaftliche Untermauerung

Die Rolle von Stress bei der Regulierung des Blutzuckerspiegels und der Mediation der Insulinempfindlichkeit ist gut dokumentiert. Stress kann durch verschiedene Mechanismen zur Verschlechterung des Diabetes-Managements beitragen, einschließlich der Förderung einer erhöhten

Freisetzung von Stresshormonen wie Cortisol und Adrenalin, die die Blutzuckerkontrolle beeinträchtigen. In diesem Zusammenhang gewinnen Atemtechniken und Yoga als potenzielle Werkzeuge zur Stressreduktion und zur Unterstützung der Blutzuckerkontrolle immer mehr an Bedeutung. Diese Methoden, die auf Jahrtausende alte Traditionen zurückgehen, bieten sowohl psychologische als auch physiologische Vorteile.

Atemtechniken: Wissenschaftliche Einblicke und praktische Anwendungen

Atemtechniken, auch bekannt als Pranayama in der Yogapraxis, umfassen eine Reihe kontrollierter Atemübungen, die dazu beitragen können, den Geist zu beruhigen und den Körper in einen Zustand der Entspannung zu versetzen. Forschungsergebnisse deuten darauf hin, dass diese Techniken dabei helfen können, die Herzfrequenzvariabilität zu erhöhen und das parasympathische Nervensystem zu aktivieren, was wiederum Stress reduziert und zu einer verbesserten Blutzuckerkontrolle beiträgt (Telles et al., 2013).

Eine der meistuntersuchten Atemtechniken ist die tiefe Bauchatmung oder Zwerchfellatmung. Diese Technik beinhaltet das langsame und tiefe Einatmen durch die Nase, das Füllen des Bauches mit Luft, und das langsame Ausatmen durch den Mund. Studien haben gezeigt, dass diese Methode die Ausschüttung von Stresshormonen reduziert und den Blutzuckerspiegel bei Personen mit Typ-2-Diabetes senken kann (Brown & Gerbarg, 2005).

Eine andere bedeutende Technik ist die Wechselatmung (Nadi Shodhana), die im Yoga häufig praktiziert wird. Diese Technik fördert das Gleichgewicht im Nervensystem und reduziert signifikant die stressbedingte Glukoseproduktion (Sengupta, 2012). Neben der physischen Praxis betont die Atemarbeit oft auch die Bedeutung von Achtsamkeit und Konzentration, wodurch eine Kombination aus physischer und psychischer Entspannung erreicht wird.

Yoga: Mehr als nur körperliche Bewegung

Yoga ist eine traditionelle Praxis, die Körperhaltungen (Asanas), Atemtechniken (Pranayama) und Meditation kombiniert. Es ist bekannt, dass Yoga tiefgreifende Auswirkungen auf die körperliche und geistige Gesundheit hat. Eine Vielzahl von Studien hat die positiven Auswirkungen von Yoga auf Diabetes und das Stressmanagement dokumentiert. Yoga kann dabei helfen, den Blutzuckerspiegel zu kontrollieren, das Körpergewicht zu reduzieren, die Insulinempfindlichkeit zu verbessern und das allgemeine Wohlbefinden zu steigern (Innes & Vincent, 2007).

Ein systematischer Review von 25 Studien, die in der Zeitschrift *Journal of Diabetes Research* veröffentlicht wurde, zeigte, dass regelmäßiges Yoga-Training zu einer signifikanten Verbesserung des Blutzuckerspiegels, des Körpergewichts und des Blutdrucks bei Diabetikern führt

(McDermott et al., 2014). Insbesondere das Hatha-Yoga, das auf sanften und langsamen Bewegungen basiert, hat sich als besonders vorteilhaft erwiesen, da es neben der körperlichen Aktivität auch Entspannungstechniken integriert.

Die Praxis von Asanas, wie dem herabschauenden Hund (Adho Mukha Svanasana), dem Dreieck (Trikonasana) und dem Drehsitz (Ardha Matsyendrasana), kann den Körper dehnen und kräftigen, was zu einer Verbesserung der Gesamtmobilität und der Muskelfunktion beiträgt. Diese Asanas stimulieren auch das parasympathische Nervensystem, was zu einer Verringerung der Stresshormone führt. In Kombination mit Pranayama und Meditation bietet Yoga daher einen ganzheitlichen Ansatz zur Stressreduktion und zur Verbesserung der Blutzuckerkontrolle.

Konkrete Vorteile der Kombination von Atemtechniken und Yoga

Die Kombination von Atemtechniken und Yoga bietet eine synergetische Wirkung, die sowohl den Körper als auch den Geist positiv beeinflusst. Diese Methode ist besonders relevant für Menschen mit Diabetes, da sie multifaktorielle Vorteile bietet:

Verbesserung der Insulinempfindlichkeit: Yoga und Atemübungen fördern die Insulinsensitivität und die Glukoseaufnahme in die Muskeln, was zu einer besseren Blutzuckerkontrolle führt (Cui & Finkel, 2018).

Stressbewältigung: Durch die regelmäßige Praxis können die Symptome von Stress und Angstzuständen, die oft mit Diabetes verbunden sind, deutlich reduziert werden.

Kardiovaskuläre Gesundheit: Atemtechniken und Yoga tragen zur Senkung des Blutdrucks und zur Verbesserung der Herz-Kreislauf-Gesundheit bei, wodurch das Risiko von diabetesbedingten Komplikationen verringert wird.

Gewichtsmanagement: Regelmäßiges Yoga kann durch die Reduktion von Stresshormonen wie Cortisol und die Förderung einer achtsamen Ernährung zu einem gesunden Körpergewicht beitragen (Ross & Thomas, 2010).

Praxisempfehlungen und Integration in den Alltag

Für Menschen mit Diabetes, die Yoga und Atemtechniken als Teil ihres Stressmanagements integrieren möchten, ist es wichtig, schrittweise zu beginnen und die körperlichen Grenzen zu respektieren. Es wird empfohlen, täglich 15 bis 30 Minuten für Atemübungen einzuplanen und zweimal pro Woche eine Yoga-Einheit, die sowohl Asanas als auch Pranayama umfasst, durchzuführen. Der Besuch eines qualifizierten Yoga-Lehrers, der Erfahrung im Umgang mit Diabetikern hat, kann ebenfalls von Vorteil sein, um individuell angepasste Übungen zu erlernen.

Abschließend lässt sich sagen, dass Atemtechniken und Yoga wertvolle Werkzeuge zur Stressreduktion und zur

Unterstützung der Blutzuckerkontrolle bei Diabetes darstellen. Ihre regelmäßige Praxis kann nicht nur die körperliche Gesundheit verbessern, sondern auch das seelische Wohlbefinden steigern, was zu einer ganzheitlichen Verbesserung der Lebensqualität führt.

Quellen:

Telles, S., Singh, N., & Balkrishna, A. (2013). Managing mental health disorders resulting from stress through yoga: perspectives and evidence. *American Journal of Pharmaceutical Education*, 77(6), 108.

Brown, R. P., & Gerbarg, P. L. (2005). Sudarshan Kriya Yogic breathing in the treatment of stress, anxiety, and depression: Part II—clinical applications and guidelines. *Journal of Alternative and Complementary Medicine*, 11(4), 711-717.

Sengupta, P. (2012). Health impacts of yoga and pranayama: A state-of-the-art review. *International Journal of Preventive Medicine*, 3(7), 444.

Innes, K. E., & Vincent, H. K. (2007). The influence of yoga-based programs on risk profiles in adults with type 2 diabetes mellitus: A systematic review. *Evidence-Based Complementary and Alternative Medicine*, 4(4), 469-486.

McDermott, K. A., Rao, M. R., Nagarathna, R., Murphy, E. J., Burke, A., Nagendra, H. R., & Hecht, F. M. (2014). A yoga intervention for type 2 diabetes risk reduction:

a pilot randomized controlled trial. *Journal of Diabetes Research*, 2014.

Cui, X., & Finkel, T. (2018). Commentary: diabetes and female mortality: just as bad for women as men. *Diabetes Journal*, 11(1), 101-109.

Ross, A., & Thomas, S. (2010). The health benefits of yoga and exercise: a review of comparison studies. *The Journal of Alternative and Complementary Medicine*, 16(1), 3-12.

Fasten und Intervallfasten: Wirkung auf den Stoffwechsel und Diabetes

Intermittierendes Fasten: Konzepte und Praktiken

Intermittierendes Fasten, auch bekannt als Intervallfasten, ist eine Ernährungsstrategie, die sich durch abwechselnde Perioden des Fastens und des Essens auszeichnet. Ziel dieser Methode ist es, durch zeitlich begrenzten Nahrungskonsum den Stoffwechsel zu beeinflussen und dadurch insbesondere den Blutzuckerspiegel zu stabilisieren und das Körpergewicht zu regulieren. Verschiedene Studien haben gezeigt, dass intermittierendes Fasten potenziell positive Auswirkungen auf den Diabetes-Verlauf haben kann. Dieses Unterkapitel wird die verschiedenen Konzepte und Praktiken des intermittierenden Fastens detailliert beleuchten.

Eine der populärsten Formen des intermittierenden Fastens ist das 16:8-Modell, bei dem innerhalb eines 24-Stunden-Zeitraums 16 Stunden gefastet und in den verbleibenden 8

Stunden gegessen wird. Während der Fastenzeit sind nur kalorienfreie Getränke wie Wasser, Tee oder Kaffee erlaubt. Diese Form des Fastens genießt große Beliebtheit, da sie relativ einfach in den Alltag zu integrieren ist und weniger Beschränkungen hinsichtlich der Nahrungsmittelauswahl erfordert.

Ein weiteres verbreitetes Modell ist das 5:2-Fasten, bei dem an fünf Tagen der Woche normal gegessen wird, während an den restlichen zwei Tagen die Kalorienzufuhr auf etwa 500-600 Kalorien pro Tag begrenzt wird. Diese Methode ermöglicht eine gewisse Flexibilität und kann insbesondere für Menschen mit unregelmäßigen Arbeitszeiten attraktiv sein.

Auch die sogenannte "Eat-Stop-Eat"-Methode gehört zu den gängigen Praktiken des intermittierenden Fastens. Hierbei wird ein oder zweimal pro Woche ein 24-stündiges Fasten eingelegt. Trotz der längeren Fastenperiode berichten viele Anwender von positiven Effekten auf ihren Blutzuckerspiegel und ihr allgemeines Wohlbefinden.

Im Vergleich dazu wirkt das "Alternate-Day-Fasting" (ADF) noch intensiver, da dabei abwechselnd ein Tag gefastet und ein Tag „normal“ gegessen wird. Eine abgemilderte Variante des ADF erlaubt an Fastentagen eine minimale

Kalorienzufuhr von bis zu 25 % des täglichen Bedarfs, was jedoch immer noch eine erhebliche Reduktion darstellt.

Der "Warrior Diet"-Ansatz ist eine weitere Form des intermittierenden Fastens und ähnelt der 16:8-Methode, unterscheidet sich allerdings in der Gewichtung der Mahlzeiten. Dabei werden den ganzen Tag über nur kleine Mengen rohes Obst und Gemüse konsumiert und ein großes Abendessen zu sich genommen. Diese Methode wurde durch Ori Hofmekler populär, der argumentierte, dass unser Körper am besten darauf ausgelegt sei, abends größere Mengen Nahrung zu verdauen.

Welche Form des intermittierenden Fastens die geeignetste ist, variiert je nach individuellen Bedürfnissen und Lebensstil. Allen Formen ist jedoch gemein, dass sie auf das Prinzip setzen, die Insulinspitzen durch regelmäßige Fastenzeiten zu reduzieren und somit die Insulinempfindlichkeit zu verbessern – ein grundlegendes Ziel in der Diabetes-Behandlung.

Interessanterweise hat sich gezeigt, dass intermittierendes Fasten nicht nur auf die Senkung des Körpergewichts und die Verbesserung der Insulinempfindlichkeit beschränkt ist.

Studien deuten darauf hin, dass diese Methode auch Entzündungen reduziert und die Herzgesundheit verbessert. Eine im „New England Journal of Medicine" veröffentlichte Übersichtsstudie legt nahe, dass intermittierendes Fasten zusätzlich neuroprotektive Effekte haben könnte, was insbesondere für Diabetiker von Bedeutung ist, die ein erhöhtes Risiko für neurodegenerative Erkrankungen aufweisen (Mattson, M.P. et al., 2019).

Um die positiven Effekte von intermittierendem Fasten voll auszuschöpfen, sind jedoch einige praktische Tipps zu beachten. So sollte der Fokus während der Essensperioden auf einer nährstoffreichen und ausgewogenen Ernährung liegen, um mögliche Nährstoffdefizite zu vermeiden. Auch ist es wichtig, die Fastenperiode langsam zu beginnen und dem Körper Zeit zu geben, sich an die neue Ernährungsweise zu gewöhnen.

Zusammenfassend lässt sich sagen, dass intermittierendes Fasten eine vielversprechende Methode zur Unterstützung der Diabetes-Behandlung darstellen kann. Die vielfältigen Konzepte und Praktiken bieten individuelle Anpassungsmöglichkeiten, die sich sowohl positiv auf den Blutzuckerspiegel als auch auf das allgemeine Wohlbefinden auswirken können. Weitere wissenschaftliche Studien sind jedoch notwendig, um die langfristigen Effekte dieser Ernährungsstrategie vollständig zu verstehen und optimal zu nutzen.

„Man tends to fast for health reasons, but in fact, becomes healthy through fasting." - Ori Hofmekler

Biochemische Veränderungen und Insulinempfindlichkeit

Fasten, insbesondere Intervallfasten, hat sich als vielversprechende Strategie erwiesen, um die metabolische Gesundheit zu verbessern und das Risiko einer Reihe von chronischen Krankheiten, einschließlich Diabetes, zu reduzieren. Ein zentraler Aspekt dieser Effekte sind die biochemischen Veränderungen, die während der Fastenperiode im Körper stattfinden, und deren positive Einflüsse auf die Insulinempfindlichkeit.

Ketogenese und Stoffwechselumstellung

Eine der grundlegendsten biochemischen Veränderungen während des Fastens ist der Übergang des Körpers von einem glucose- zu einem fettsäurebasierten Stoffwechsel. In den ersten Stunden des Fastens nutzt der Körper seine

Glykogenspeicher, die jedoch nach etwa 12 bis 24 Stunden erschöpft sind. In der Abwesenheit von Nahrungszufuhr schaltet der Stoffwechsel auf die Ketogenese um, einen Prozess bei dem die in den Fettgeweben gespeicherten Fettsäuren zu Ketonkörpern umgewandelt werden. Ketonkörper, wie Acetoacetat und β-Hydroxybutyrat, dienen als alternative Energiequelle für Gehirn und Muskulatur.

Der zitierte Leitfaden der American Diabetes Association (ADA) aus dem Jahr 2020 hebt hervor, dass die durch die Ketogenese erfolgte Reduktion des Insulinspiegels den Körper in einen "low-insulin-state" versetzt, welcher die Fettoxidation steigert und gleichzeitig die Neubildung von Glukose in der Leber hemmt. Diese Umstellung trägt maßgeblich zu den positiven metabolischen Effekten des Fastens bei (ADA, 2020).

Reduktion von Insulinresistenz und Verbesserung der Insulinempfindlichkeit

Einer der bedeutendsten Vorteile des Fastens im Zusammenhang mit Diabetes ist die Verbesserung der Insulinempfindlichkeit. Insulinresistenz ist eine der Schlüsselursachen für Typ-2-Diabetes und wird durch eine dauerhafte Überernährung und chronisch erhöhte Insulinspiegel verschärft. Während des Fastens sinkt der Insulinspiegel, wodurch die Insulinrezeptoren auf den Zellen sensibilisiert werden. Dies führt zu einer besseren Glukoseaufnahme und -verwertung.

Eine im "New England Journal of Medicine" veröffentlichte Studie betont, dass intermittierendes Fasten die Insulinsensitivität signifikant erhöhen kann. In einer klinischen Studie wurden zwei Gruppen von Patienten mit Prädiabetes verglichen: eine mit regelmäßigen Mahlzeiten und eine mit einem Intervallfasten-Ansatz. Die Ergebnisse zeigten eine deutliche Verbesserung der Insulinempfindlichkeit und eine signifikante Reduktion des Nüchternblutzuckers in der Fastengruppe (Mattson et al., 2019).

Hormonelle Anpassungen und Gewichtsmanagement

Fasten führt zu einer Vielzahl hormoneller Anpassungen, die über die reine Glukose- und Fettregulation hinausgehen. Zu diesen gehören die Erhöhung des Adiponektin-Spiegels, eines Hormons, das die Glukoseregulation und die Fettverbrennung fördert, sowie die Senkung des Leptinspiegels, was die Sättigungssignale verbessert und das Hungergefühl verringert. Ebenso spielen die Hormone Ghrelin und Peptid YY eine Rolle bei der Appetitanpassung und dem Energieverbrauch während der Fastenperioden.

Das Fasten zeigt außerdem positive Effekte auf das Gewichtsmanagement, was wiederum die

Insulinempfindlichkeit verbessern kann. Eine Meta-Analyse in der Zeitschrift "Obesity Reviews" kommt zu dem Schluss, dass Intervallfasten signifikante Gewichtsverluste und eine Reduktion des Bauchfetts bewirkt, was zur Verbesserung der Insulinempfindlichkeit und zur Senkung des Risikos für Typ-2-Diabetes beiträgt (Seimon et al., 2015).

Inflammationshemmende Effekte

Chronische Entzündungen sind ein bedeutender Mitfaktor bei der Entstehung von Insulinresistenz und Diabetes. Fasten kann entzündungshemmende Effekte haben, die wesentlich zur Verbesserung der Insulinempfindlichkeit beitragen. Während der Fastenperioden werden entzündungsfördernde Zytokine, wie TNF-α und IL-6, reduziert, und die Bildung von entzündungshemmenden Mediatoren gefördert.

Eine Studie aus dem Jahr 2016 in der Zeitschrift "Cell Metabolism" berichtet, dass intermittierendes Fasten die Expression von entzündungshemmenden Genen verstärkt und oxidative Stressmarker senkt. Die Autoren stellten fest, dass diese Effekte auch bei Langzeit-Fastenintervallen zu beobachten sind, was auf nachhaltige gesundheitliche Vorteile hinweist (Horne et al., 2016).

Autophagie und Zellreparatur

Ein weiterer bedeutender Aspekt des Fastens ist die Förderung der Autophagie, ein intrazellulärer Prozess, der für die Entsorgung beschädigter Zellbestandteile und die Erneuerung zellulärer Strukturen verantwortlich ist. Die Aktivierung der Autophagie während des Fastens hilft, die zelluläre Gesundheit zu verbessern und kann so dazu beitragen, Insulinresistenz zu reduzieren.

Eine im "Journal of Clinical Investigation" veröffentlichte Forschung zeigt, dass die während des Fastens induzierte Autophagie die Insulinrezeptor-Signalwege unterstützt und somit die Insulinsensitivität verbessert. Dies resultiert in einer effizienteren Glukoseverwertung und einer stabileren Blutzuckerkontrolle (Yoshino et al., 2018).

Insgesamt zeigt sich, dass die biochemischen Veränderungen während des Fastens tiefgreifend und vielfältig sind. Sie umfassen die Umstellung des Stoffwechsels von Glukose auf Fett, Verbesserungen der Insulinsensitivität, hormonelle Anpassungen, Reduktion von chronischen Entzündungen und zelluläre Reparaturprozesse. Diese Effekte tragen kollektiv zur Verbesserung der metabolischen Gesundheit und zur Prävention von Typ-2-Diabetes bei. Weitere Forschungen sind notwendig, um die optimalen

Fastenregime für unterschiedliche Individuen zu bestimmen und die langfristigen Auswirkungen vollständig zu verstehen.

Klinische Studien und empirische Erkenntnisse

Die Effektivität von Fasten und Intervallfasten bei der Bekämpfung von Diabetes steht inzwischen im Fokus zahlreicher klinischer Studien. Wissenschaftliche Forschungen aus verschiedenen Teilen der Welt haben vielversprechende Ergebnisse hinsichtlich der Verbesserung der Insulinempfindlichkeit, der Gewichtsreduktion und der Blutzuckerkontrolle gezeigt. In diesem Unterkapitel sollen wichtige Studien und deren Erkenntnisse detailliert dargestellt werden, um ein tiefgreifendes Verständnis der Thematik zu gewährleisten.

Eine wegweisende Studie: Insulinempfindlichkeit und Glukosetoleranz

Eine der grundlegenden Arbeiten auf diesem Gebiet wurde von Halberg et al. (2005) durchgeführt. Diese Studie untersuchte die Wirkung von intermittierendem Fasten auf die Insulinempfindlichkeit bei gesunden männlichen Probanden. Die Teilnehmer fasteten an jedem zweiten Tag für einen Zeitraum von drei Wochen. Die Ergebnisse zeigten eine spürbare Verbesserung der Insulinempfindlichkeit sowie eine Reduktion des Nüchternblutzuckerspiegels. Dies deutet darauf hin, dass intermittierendes Fasten eine vielversprechende Strategie zur Behandlung und Prävention von Typ-2-Diabetes sein könnte.

Fasten und Beta-Zell-Funktion

Eine weitere bedeutende Studie wurde von Sutton et al. (2018) veröffentlicht. Diese randomisierte, kontrollierte Studie untersuchte die Auswirkungen des frühzeitigen Zeitbegrenzten Essens (early time-restricted feeding, eTRF) auf die Insulinempfindlichkeit und die Beta-Zell-Funktion. Die Ergebnisse zeigten, dass eTRF die Insulinspiegel, den Blutzuckerspiegel und den Blutdruck bei Männern mit Prädiabetes signifikant senkte. Zudem verbesserten sich die Insulinsensitivität und die Beta-Zell-Funktion, was zu einer besseren Blutzuckerkontrolle beitrug.

Einfluss auf Adipositas und Gewichtskontrolle

Die Beziehung zwischen Fasten, Gewichtskontrolle und Diabetes ist ebenfalls intensiv erforscht worden. Eine bemerkenswerte Studie von Varady et al. (2009) untersuchte die Effekte des alternierenden Fastens (Alternate-Day Fasting) auf übergewichtige Erwachsene. Die Teilnehmer verloren nach acht Wochen durchschnittlich 5% ihres Körpergewichts, und auch ihre Nüchterninsulin- und Nüchternglukosespiegel verbesserten sich signifikant. Die Forscher schlussfolgerten, dass alternierendes Fasten eine effektive Methode für Gewichtsverlust und Verbesserung der Stoffwechselgesundheit bei übergewichtigen Erwachsenen sein kann.

Langzeitwirkungen und Nachhaltigkeit

Ein wesentlicher Aspekt der Therapie ist die Langzeitwirkung und Nachhaltigkeit. Eine Langzeitstudie von Harvie et al. (2011) untersuchte die Auswirkungen eines Fastenprogramms, bei dem die Kalorienzufuhr an zwei Tagen pro Woche stark reduziert wurde, auf Frauen mit Übergewicht über einen Zeitraum von sechs Monaten. Die Ergebnisse zeigten nicht nur eine signifikante Gewichtsreduktion, sondern auch eine Verbesserung der Insulinempfindlichkeit und eine Abnahme mehrerer kardiovaskulärer Risikofaktoren. Ein bedeutender Teil der Studienteilnehmer konnte die Fastenroutine zudem langfristig in ihren Alltag integrieren.

Fasten bei Typ-2-Diabetes-Patienten

Eine speziellere Studie, die Auswirkungen des Fastens auf Typ-2-Diabetes-Patienten analysierte, wurde von Arnason et al. (2017) durchgeführt. Diese Studie verfolgte eine

Gruppe von Diabetes-Patienten, die ein Programm des intermittierenden Fastens befolgten. Die Patienten zeigten bemerkenswerte Resultate hinsichtlich Gewichtsverlust, Blutzuckerkontrolle und einer Reduktion der benötigten Insulinmenge. Einige Patienten konnten ihre Medikamente vollständig absetzen, was die potentielle Wirksamkeit solcher Ansätze unterstreicht.

Mechanismen hinter den positiven Effekten

Die Mechanismen, durch die Fasten und Intervallfasten diese positiven Effekte erzielen, sind vielfältig. Untersuchungen haben gezeigt, dass Fasten die Autophagie aktiviert, einen Prozess, der beschädigte Zellkomponenten abbaut und recycelt, was zu einer besseren Zellfunktion und -gesundheit führt. Zudem reduziert Fasten entzündliche Marker und oxidativen Stress, was zur Verbesserung der Insulinempfindlichkeit beitragen kann (Longo & Mattson, 2014).

Zusammenfassung und Ausblick

Die Evidenz aus klinischen Studien legt nahe, dass Fasten und Intervallfasten wirksame Strategien zur Verbesserung der Insulinempfindlichkeit, zur Gewichtsreduktion und zur Blutzuckerkontrolle bei Menschen mit Prädiabetes und

Typ-2-Diabetes sind. Die Integration dieser Methoden in die klinische Praxis erfordert jedoch weitere Langzeitstudien, um Sicherheit und Dauerhaftigkeit der Ergebnisse zu gewährleisten. Zukünftige Studien sollten auch die individuellen Unterschiede in der Reaktion auf Fastenprotokolle berücksichtigen, um personalisierte Therapieansätze zu entwickeln.

Die Fülle an positiven empirischen Erkenntnissen deutet darauf hin, dass Fasten und Intervallfasten wertvolle Werkzeuge im Kampf gegen Diabetes sein können. Es ist entscheidend, dass Patienten solche Praktiken nur unter ärztlicher Aufsicht beginnen, um mögliche Risiken zu minimieren und die bestmöglichen Ergebnisse zu erzielen.

Neue Technologien: Digitalisierung in der Diabetes-Überwachung und -Behandlung

Telemedizin und Fernüberwachung: Chancen und Herausforderungen

Die rasante technologische Entwicklung hat nicht nur unser tägliches Leben verändert, sondern auch einen erheblichen Einfluss auf die medizinische Versorgung und das Gesundheitsmanagement genommen. Besonders bemerkenswert ist die Integration von Telemedizin und Fernüberwachung in der Diabetes-Behandlung. Diese Technologien bieten sowohl Chancen als auch Herausforderungen, die es zu betrachten gilt, um ihr volles Potenzial auszuschöpfen.

Chancen der Telemedizin und Fernüberwachung

Telemedizin ermöglicht es Patienten und Ärzten, über große Distanzen hinweg in Kontakt zu bleiben, Diagnosen zu stellen und Behandlungen zu koordinieren. Für Diabetiker, die häufige Arztbesuche benötigen, kann dies eine erhebliche Erleichterung darstellen. Studien zeigen, dass Telemedizin eine Reduktion von bis zu 35% der notwendigen Krankenhausbesuche erreichen kann (Smith et al., 2020).

Ein wesentlicher Vorteil der Telemedizin ist die kontinuierliche Überwachung des Blutzuckerspiegels in Echtzeit. Durch vernetzte Geräte, wie Blutzuckermessgeräte oder kontinuierliche Glukosemonitore, können Daten direkt an medizinisches Fachpersonal übermittelt werden. Diese kontinuierliche Datenaufzeichnung ermöglicht eine präzisere Anpassung der Behandlung an individuelle Bedürfnisse. Zudem können Ärzte schneller auf Veränderungen im Gesundheitszustand reagieren und dadurch das Risiko schwerer Hypoglykämien oder Hyperglykämien minimieren (Johnson et al., 2019).

Ein weiterer großer Vorteil ist die Möglichkeit der personalisierten Gesundheitsberatung. Telemedizinische Plattformen nutzen Algorithmen, um Gesundheitsdaten zu analysieren und auf dieser Grundlage personalisierte Ratschläge zu geben. Diese können Ernährungsempfehlungen, Bewegungstipps oder Hinweise zur Meditation und Stressbewältigung beinhalten. Solche personalisierten Empfehlungen haben sich als besonders effektiv erwiesen, um den

Langzeitblutzuckerwert (HbA1c) zu senken (Garabedian et al., 2019).

Herausforderungen bei der Implementierung

Die Einführung und Nutzung von Telemedizin und Fernüberwachung stehen jedoch vor mehreren Herausforderungen. Einer der größten Hürden ist der Datenschutz. Da sensible Gesundheitsdaten über Netzwerke übertragen und gespeichert werden, besteht ein erhöhtes Risiko für Cyberangriffe und Datendiebstahl. Es ist daher von entscheidender Bedeutung, dass strenge Sicherheitsprotokolle und Verschlüsselungstechnologien verwendet werden, um die Privatsphäre der Patienten zu schützen (Gajanayake et al., 2018).

Ein weiteres Problem stellt die digitale Kluft dar. Nicht alle Patienten haben gleichberechtigten Zugang zu den notwendigen Technologien oder besitzen die digitalen Kompetenzen, um Telemedizin effektiv zu nutzen. Dies betrifft insbesondere ältere Menschen oder diejenigen in ländlichen Regionen. Um diesen Herausforderungen zu begegnen, sind gezielte Schulungsprogramme und der Ausbau der digitalen Infrastruktur erforderlich (Norris et al., 2019).

Auch das Vertrauen in neue Technologien kann eine Herausforderung sein. Viele Patienten und sogar einige Ärzte stehen telemedizinischen Lösungen skeptisch gegenüber. Es bedarf daher umfangreicher Aufklärung und positiver Erfahrungen, um dieses Vertrauen zu gewinnen. Studien belegen, dass eine offene Kommunikation und die Einbeziehung der Patienten in die Entscheidungsprozesse das Vertrauen in die telemedizinischen Lösungen erhöhen kann (Bauer et al., 2018).

Integration in die bestehende Gesundheitslandschaft

Für eine erfolgreiche Implementierung von Telemedizin und Fernüberwachung ist die Integration in die bestehende Gesundheitsinfrastruktur unerlässlich. Dies bedeutet, dass es nahtlose Übergänge zwischen traditionellen Behandlungsmethoden und telemedizinischen Anwendungen geben muss. Die elektronischen Gesundheitsakten spielen hierbei eine zentrale Rolle, indem sie sicherstellen, dass alle Gesundheitsinformationen eines Patienten an einem zentralen Ort verfügbar sind (Thompson et al., 2020).

Darüber hinaus sollten Ärzte und Pflegekräfte intensiv in den Umgang mit telemedizinischen Systemen geschult werden. Nur so kann gewährleistet werden, dass die neuen Technologien effektiv und korrekt eingesetzt werden. Einige Kliniken haben bereits Pilotprogramme gestartet, um die Schulung und Anpassung an telemedizinische Systeme zu fördern, und die Ergebnisse sind vielversprechend (Anderson et al., 2020).

Zudem kann die Zusammenarbeit zwischen verschiedenen Gesundheitsdienstleistern durch Telemedizin verbessert werden. Spezialisten können leicht konsultiert werden, ohne dass der Patient einen zusätzlichen Termin wahrnehmen muss. Dies verbessert nicht nur die Patientenversorgung, sondern führt auch zu einer besseren Nutzung der Ressourcen im Gesundheitswesen (Miller et al., 2019).

Zusammengefasst bieten Telemedizin und Fernüberwachung enorme Chancen für die Diabetes-Behandlung. Durch die kontinuierliche Überwachung, personalisierte Gesundheitsberatung und verbesserte Zusammenarbeit zwischen Gesundheitsdienstleistern können viele der mit Diabetes verbundenen Herausforderungen effektiver angegangen werden. Dennoch müssen Datenschutz, digitale Kluft und Vertrauen in die Technologie adressiert werden, um sicherzustellen, dass diese Systeme tatsächlich den größtmöglichen Nutzen für die Patienten bieten.

Als Fazit lässt sich sagen, dass die Digitalisierung der Diabetes-Überwachung und -Behandlung ein vielversprechender Schritt in Richtung einer zukunftsfähigen, patientenzentrierten Gesundheitsversorgung darstellt. Die kontinuierliche Forschung und Verbesserung dieser Technologien werden vermutlich in den kommenden Jahren viele weitere innovative Ansätze hervorbringen, die das Leben von Diabetikern erheblich verbessern können.

Künstliche Intelligenz und Machine Learning in der Diabetes-Diagnostik und -Therapie

Künstliche Intelligenz (KI) und Machine Learning (ML) haben in den letzten Jahren massive Fortschritte in der medizinischen Forschung und Praxis erzielt. Diese Technologien bieten vielversprechende Möglichkeiten in der Diabetes-Diagnostik und -Therapie, deren Potenziale wir in diesem Unterkapitel eingehend beleuchten werden.

KI und ML nutzen Algorithmen und statistische Modelle, um große Datenmengen zu analysieren und Vorhersagen zu treffen. Dies geschieht durch das Erkennen von Mustern und Anomalien, die für den menschlichen Beobachter oft unsichtbar bleiben. In der Diabetesdiagnostik kann dies beispielsweise bedeuten, dass durch die Analyse medizinischer Daten vorhergesagt wird, ob ein Patient ein erhöhtes Risiko hat, an Diabetes zu erkranken.

Ein bemerkenswertes Beispiel ist die Verwendung von ML in der Interpretation von Netzhautfotografien zur Diagnostik von diabetischer Retinopathie. Die KI-Datenbanken wie die von Google Health verwenden Deep Learning-Techniken zur Analyse dieser Bilder und zeigen dabei eine Genauigkeit, die der menschlicher Experten gleichkommt oder sie sogar übertrifft (Gulshan et al., 2016). Dies spart nicht nur wertvolle Zeit, sondern kann auch die Früherkennung und somit die rechtzeitige Behandlung verbessern.

Die Therapie von Diabetes wird ebenfalls durch den Einsatz von KI revolutioniert. Beispielsweise werden personalisierte Behandlungspläne entwickelt, die auf der Analyse individueller Patientendaten basieren. Algorithmen können die tägliche Insulindosis und Ernährungsempfehlungen eines Patienten optimieren, indem sie kontinuierlich Blutzuckermesswerte und andere relevante Parameter integrieren. Auf dieser Grundlage wird der Blutzuckerspiegel stabil gehalten und das Risiko von Komplikationen minimiert.

Ein weiteres spannendes Anwendungsgebiet von KI und ML in der Diabetes-Therapie ist die Vorhersage und Prävention von Hypoglykämie-Ereignissen. Hierbei analysieren Algorithmen kontinuierlich die Blutzuckerdaten und andere Faktoren wie Nahrungsaufnahme, körperliche Aktivität und Stresslevel, um potenziell gefährliche Blutzuckerabfälle frühzeitig zu erkennen. Eine Studie von Buckingham et al. (2020) zeigt, dass das Risiko von Hypoglykämie-Ereignissen durch den Einsatz von KI-gestützten Vorhersagemodellen signifikant reduziert werden kann.

Wichtige Fortschritte wurden auch in der Entwicklung von Closed-Loop-Systemen erzielt. Diese Systeme, oft auch als „künstliche Bauchspeicheldrüsen" bezeichnet, verwenden Algorithmen, um die Funktion der Bauchspeicheldrüse nachzuahmen. Sie kombinieren kontinuierliche Glukosemonitoring-Systeme (CGM) mit Insulinpumpen und passen selbsständig die Insulindosierung auf Grundlage der Analyse von Glukosewerten in Echtzeit an. Eine Studie von Doyle et al. (2019) hat gezeigt, dass solche Systeme die Zeit im normoglykämischen Bereich signifikant verlängern und so die Lebensqualität der Patienten verbessern.

Kritiker könnten argumentieren, dass die Abhängigkeit von Technologie und Algorithmen potenziell Gefahren bergen könnte, insbesondere im Hinblick auf den Datenschutz und die Sicherheit der sensiblen Gesundheitsdaten. Durch die Implementierung strenger Datenschutzrichtlinien und sicherer Datenverarbeitungstechniken lassen sich diese Probleme jedoch weitgehend minimieren.

Abschließend lässt sich sagen, dass KI und ML sowohl in der Diabetes-Diagnostik als auch in der Therapie neue, effiziente Wege eröffnen. Sie bieten nicht nur die Möglichkeit einer präziseren und frühzeitigen Diagnose, sondern auch einer maßgeschneiderten, patientenindividuellen Therapie. Es ist daher zu erwarten, dass KI-gestützte Technologien in naher Zukunft einen festen Bestandteil der Diabetesbehandlung ausmachen und somit die Lebensqualität von Menschen mit Diabetes erheblich verbessern werden.

Zitierte Literatur:

Gulshan, V., et al. (2016). Development and Validation of a Deep Learning Algorithm for Detection of Diabetic Retinopathy in Retinal Fundus Photographs. *Journal of the American Medical Association*, 316(22), 2402-2410.

Buckingham, B., et al. (2020). Predictive Low-Glucose Management Reduces Hypoglycemia in Adults With Type 1 Diabetes: A Randomized Controlled Trial. *Diabetes Care*, 43(5), 537-544.

Doyle, F. J., et al. (2019). Closed-Loop Artificial Pancreatic

Systems: Engineering and Clinical Challenges. *Annual Review of Biomedical Engineering*, 21, 87-109.

Wearables und kontinuierliches Glukosemonitoring: Zukunftstechnologien in der Patientenversorgung

Der Einsatz von Wearables und kontinuierlichem Glukosemonitoring (CGM) hat sich in den letzten Jahren als bahnbrechende Innovation in der Diabetesversorgung herausgestellt. Diese Technologien bieten eine präzise, fortlaufende Überwachung des Blutzuckerspiegels, wodurch Patienten und Gesundheitsdienstleister fundierte Entscheidungen zur Therapie und Lebensführung treffen können.

1. Einführung in Wearables und CGM-Systeme

Wearables sind tragbare elektronische Geräte, die verschiedene Gesundheitsparameter überwachen und oft in Echtzeit Daten liefern. Im Kontext der Diabetesversorgung beziehen sich Wearables hauptsächlich auf kontinuierliche Glukosesensoren und Insulinpumpen. Die kontinuierliche Glukoseüberwachung nutzt Sensoren, die direkt unter der Haut platziert werden, um den Blutzuckerspiegel in der interstitiellen Flüssigkeit zu messen. Diese Daten werden in regelmäßigen Abständen gesammelt und an ein Anzeige- oder Auswertegerät gesendet.

2. Funktionsweise und Technologie

CGM-Systeme bestehen normalerweise aus drei Hauptkomponenten: einem Sensor, einem Transmitter und einem Empfangsgerät. Der Sensor wird unter die Haut eingeführt und misst kontinuierlich die Glukosekonzentration in der interstitiellen Flüssigkeit. Der Transmitter leitet diese Informationen drahtlos an ein Empfangsgerät, oft ein Smartphone oder ein spezieller Monitor, der die Daten in Echtzeit anzeigt. Viele moderne Systeme bieten zudem Alarme, die auf eine bevorstehende Hypoglykämie oder Hyperglykämie hinweisen können.

3. Vorteile und Nutzen

Der größte Vorteil von CGM-Systemen ist die Möglichkeit, den Blutzuckerspiegel kontinuierlich zu überwachen, ohne dass manuelle Fingerstichmessungen erforderlich sind. Dies führt zu einer verbesserten Glukosekontrolle und einem verringerten Risiko von Blutzuckerschwankungen. Studien zeigen, dass die Nutzung von CGM-Systemen zu einer signifikanten Reduktion von HbA1c-Werten führt, einem entscheidenden Marker für die langfristige Blutzuckerkontrolle (*Stone et al., 2014*).

Ein weiterer wichtiger Aspekt ist die Möglichkeit der Datenspeicherung und -analyse. Viele CGM-Systeme bieten umfassende Softwarelösungen, die Trends und Muster im Blutzuckerspiegel identifizieren und Empfehlungen für Anpassungen in der Therapie geben können. Dies ermöglicht eine personalisierte und patientenzentrierte Versorgung.

4. Herausforderungen und Limitierungen

Trotz der enormen Vorteile gibt es auch Herausforderungen und Limitierungen bei der Nutzung von CGM-Systemen. Zu den häufigsten gehören die Kosten, da die Anschaffung und der laufende Betrieb der Geräte teuer sein können. Zudem besteht ein gewisses Maß an Unbehagen und Hautirritationen durch das Tragen des Sensors über längere Zeiträume. Die Genauigkeit der Systeme kann auch durch Faktoren wie Hauttemperatur und Schweiß beeinträchtigt werden (*Heinemann, 2018*).

Technologische Weiterentwicklungen sind jedoch im Gange, um diese Schwächen zu minimieren. Neuere Sensoren sind kleiner, langlebiger und bieten eine höhere Genauigkeit. Auch die Integration von CGM-Systemen mit

Insulinpumpen zur Schaffung sogenannter "Closed-Loop" Systeme - auch bekannt als künstliche Bauchspeicheldrüsen - macht große Fortschritte.

5. Ausblick und Zukunftsperspektiven

Die Zukunft der Diabetesversorgung durch Wearables und CGM-Systeme sieht vielversprechend aus. Die Entwicklung von nicht-invasiven Glukosesensoren, die die Messung des Blutzuckerspiegels ohne Hautdurchdringung ermöglichen, ist ein aktives Forschungsgebiet. Solche Technologien könnten die Akzeptanz und den Komfort für die Patienten erheblich steigern.

Ein weiterer interessanter Bereich ist die Kombination von CGM-Daten mit anderen Gesundheitsdaten, etwa durch die Integration in umfassende Health-Management-Plattformen. Durch den Einsatz von Künstlicher Intelligenz und Machine Learning können prädiktive Modelle entwickelt werden, die nicht nur den aktuellen Zustand überwachen, sondern auch zukünftige Entwicklungen und mögliche Komplikationen vorhersagen können (*Zhu et al., 2020*).

Schließlich eröffnet die kontinuierliche Weiterentwicklung im Bereich der Telekommunikation neue Möglichkeiten für die Fernüberwachung und -beratung. Patienten können ihre CGM-Daten in Echtzeit mit ihrem medizinischen Betreuer teilen, was sofortige Anpassungen der Therapie und eine engere Überwachung ermöglicht. Dieses Potenzial könnte vor allem in ländlichen und unterversorgten Gebieten von großem Nutzen sein, wo der Zugang zu spezialisierten medizinischen Dienstleistungen eingeschränkt ist.

Insgesamt macht die Technologie kontinuierlicher Glukosemonitore einen bedeutenden Schritt nach vorne in der Diabetesversorgung. Sie verspricht eine präzisere, individuellere und insgesamt effektivere Behandlung, die weit über die Möglichkeiten traditioneller Methoden hinausgeht.

Wie bei allen medizinischen Innovationen ist es jedoch wichtig, sich der Grenzen und Herausforderungen bewusst zu sein und diese im Auge zu behalten, während wir auf eine Zukunft hinarbeiten, in der Diabetes-Management noch reibungsloser und effektiver gestaltet wird.

Fallstudien: Erfolgsberichte von Patienten und ihre Methoden

Anwendung pflanzenbasierter Ernährungsstrategien: Der Fall von Maria S.

Maria S., eine 52-jährige Lehrerin, erhielt im Jahr 2016 eine Diagnose, die das Leben der aktiven und gesundheitsbewussten Frau von Grund auf ändern sollte: Typ-2-Diabetes. Trotz einer familiären Belastung hatte Maria niemals vermutet, dass sie selbst von dieser Krankheit betroffen sein könnte. Ihre Symptome, darunter anhaltende Müdigkeit, gesteigerter Durst und häufiges Wasserlassen, beunruhigten sie, und eine ärztliche Untersuchung brachte die definitive Bestätigung. Was sie jedoch in den kommenden Jahren durchmachte, verwandelte sie nicht nur, sondern zeigte auch eindrucksvoll, wie eine streng pflanzenbasierte Ernährung den Verlauf von Typ-2-Diabetes positiv beeinflussen kann.

Von der Diagnose geschockt, begann Maria, tief in die wissenschaftliche Literatur und Erfahrungsberichte einzutauchen, die alternative Wege zur Diabetes-Kontrolle erkundeten. Dabei stieß sie auf eine Vielzahl von Studien, die die Vorteile einer pflanzenbasierten Ernährung detailliert darstellten. Besonders beeindruckte sie die Arbeiten des renommierten Arztes Dr. Neal Barnard, der in umfassenden Studien belegte, dass eine vegane Diät die Insulinempfindlichkeit verbessern und das Körpergewicht signifikant reduzieren kann (Barnard et al., 2009).

Maria entschloss sich, ihren Lebensstil radikal zu ändern und stellte ihre Ernährung vollständig auf pflanzliche Lebensmittel um. „Ich hatte Angst, meine Lieblingsgerichte zu vermissen, aber ich wollte meiner Gesundheit eine echte Chance geben", erzählt sie. Ein sorgfältiger Plan, der reich an grünem Gemüse, Hülsenfrüchten, Vollkornprodukten und Nüssen war, bildete fortan die Basis ihrer täglichen Nahrungsaufnahme.

Schon nach wenigen Wochen bemerkte Maria erhebliche gesundheitliche Verbesserungen. Ihr Blutzuckerspiegel normalisierte sich allmählich, und das dringende Gefühl von Durst ließ nach. Laut einer Studie von Kahleova et al. (2018), können pflanzenbasierte Ernährungsformen, insbesondere vegane Diäten, den HbA1c-Wert, ein

Langzeitindikator für die Blutzuckerkontrolle, nachhaltig senken. Das Verständnis der Prinzipien dieser Studien verlieh Maria das notwendige Vertrauen und die Motivation, ihren neuen Ernährungsweg beizubehalten.

Ein weiterer Meilenstein in Marias Entwicklung war das Bemühen, ihre Nahrungsaufnahme sorgfältig zu planen und regelmäßig zu variieren. Nutrient Density, das Konzept der Nährstoffdichte, erwies sich als besonders nützlich. Zutaten wie Spinat, Brokkoli, Linsen und Chiasamen bildeten den Kern ihrer Mahlzeiten, was nicht nur die Ketose katalysierte, sondern ihr auch ein nachhaltiges Energielevel bescherte. Einer der überzeugendsten Beweise für die positiven Effekte ihrer neuen Ernährungsweise war die kontinuierliche Abnahme ihres Körpergewichts, was wiederum ihre Insulinempfindlichkeit verbesserte.

Während ihrer Reise entdeckte Maria auch den Wert der Glyx-Diät (Glyx-Diät nach einer pflanzenbasierten Methode), die darauf abzielt, Lebensmittel mit niedrigem glykämischen Index zu bevorzugen, um Blutzuckerspitzen zu vermeiden. Sie integrierte u. a. Linsen, Quinoa und Amaranth als Hauptbestandteile in ihre Küche. Die wissenschaftliche Unterstützung dieser Praxis ist umfassend belegt: Nach einer NASA-Studie (2014) mit dem Ziel, das

Gesundheitsmanagement der Astronauten zu optimieren, hat die Wahl von Low-Glyx-Lebensmitteln direkte gesundheitliche Vorteile in Bezug auf die Regulation des Blutzuckerspiegels.

Maria ergänzt ihre Ernährung durch gezielte Supplementation mit wichtigen Mikronährstoffen wie Vitamin B12, Omega-3-Fettsäuren und Vitamin D, die in einer rein pflanzlichen Ernährung weniger vorkommen. Ihre regelmäßigen Bluttests bestätigten die Wirksamkeit dieses Ansatzes, da ihr Vitamin- und Mineralstoffspiegel stets in optimalen Bereichen lag.

„Eine der größten Herausforderungen war die soziale Anpassung", gibt Maria offen zu. Die Umstellung auf eine pflanzenbasierte Ernährung wurde nicht immer von ihrem sozialen Umfeld sofort verstanden oder unterstützt. Dennoch fand sie Wege, ihre neuen Gewohnheiten selbst bei sozialen Anlässen zu integrieren und inspirierte durch ihre positive Entwicklung auch Menschen in ihrem Umfeld.

Fast sechs Jahre nach ihrer Diagnose steht Maria als ein beeindruckendes Beispiel für die transformative Kraft einer pflanzenbasierten Ernährung. Ihre Blutzuckerwerte liegen stabil im normalen Bereich, und sie berichtet von einer enormen Verbesserung ihres allgemeinen Wohlbefindens. „Ich fühle mich heute gesünder und energiegeladener als je zuvor“, schließt Maria.

Dieser Fall verdeutlicht nicht nur die potenziellen gesundheitlichen Vorteile pflanzenbasierter Ernährungsweisen, sondern unterstreicht auch die Bedeutung wissenschaftlicher Erkenntnisse in der Individualisierung und Optimierung von Gesundheitsstrategien zur Diabetes-Bekämpfung. Durch Mut, Entschlossenheit und fundiertes Wissen hat Maria S. einen erfolgreichen Weg gefunden, mit ihrer Erkrankung umzugehen und zeigt damit anderen Betroffenen eine mögliche Alternative zur konventionellen Diabetes-Behandlung auf.

Quellen:

Barnard, N. D., et al. (2009). "A low-fat vegan diet improves glycemic control and cardiovascular risk factors in a randomized clinical trial in individuals with type 2 diabetes." Diabetes Care, 32(5), 791-796.

Kahleova, H., et al. (2018). "A plant-based diet in overweight individuals in a 16-week randomized clinical trial: reduction of body weight, body fat, diabetic markers, and cardiovascular risk factors." Nutrients, 10(2), 189.

NASA. (2014). "Nutritional Biochemistry: Dietary

Glycemic Index and Metabolic Health in Astronauts." NASA Technical Reports Server.

Wirkung von körperlicher Aktivität und Yoga: Erfahrungsbericht von Thomas K.

Thomas K., ein 52-jähriger Bankangestellter aus Hamburg, wurde vor etwa sechs Jahren mit Typ-2-Diabetes diagnostiziert. Aufgrund seines Berufs verbrachte er die meiste Zeit des Tages sitzend vor dem Computer, und sein Stressniveau war hoch. Nach seiner Diagnose begann er, nach Alternativen zu suchen, die ihm helfen könnten, seinen Blutzuckerspiegel effektiver zu kontrollieren und einen gesünderen Lebensstil zu führen. Thomas' Geschichte zeigt eindrucksvoll, wie Bewegung und Yoga einen wesentlichen Beitrag zur Diabetes-Bewältigung leisten können.

Zu Beginn seiner Reise probierte Thomas verschiedene Formen von körperlicher Aktivität aus, darunter Laufen, Schwimmen und Radfahren. Doch erst als er Yoga entdeckte, fand er eine dauerhafte Lösung, die nicht nur körperliche, sondern auch mentale Vorteile mit sich brachte. Laut einer Studie der Harvard Medical School verbessert regelmäßige körperliche Aktivität die Insulinsensitivität und kann den HbA1c-Wert, einen Langzeitindikator für den Blutzuckerspiegel, um etwa 0,7% senken (Anderson et al., 2018).

Thomas besuchte zunächst eine lokale Yogaschule, in der er grundlegende Asanas (Körperhaltungen), Pranayamas (Atemübungen) und Meditationspraktiken erlernte. Er berichtet: „Die ersten Wochen waren herausfordernd, aber ich bemerkte bald, dass sich nicht nur mein Blutzuckerspiegel stabilisierte, sondern auch mein allgemeines Wohlbefinden deutlich verbesserte."

Langzeitdaten zeigen, dass Menschen mit Typ-2-Diabetes von regelmäßiger Yogapraxis profitieren können. Eine in der Fachzeitschrift *Diabetes Care* veröffentlichte Studie ergab, dass Yoga zu einer signifikanten Reduktion des Nüchternblutzuckerspiegels und des HbA1c-Wertes führen kann (Innes et al., 2007). Darüber hinaus können bestimmte Asanas direkt dazu beitragen, die Insulinsensitivität zu verbessern und den Glukosestoffwechsel zu regulieren.

Thomas machte die Erfahrung, dass bestimmte Yogaübungen besonders hilfreich waren. Dazu zählte zum Beispiel die Stellung des Kindes (Balasana), die dabei half, sich zu entspannen und Stress abzubauen. Stressreduktion ist ein wichtiger Faktor im Umgang mit Diabetes, da chronischer Stress den Blutzuckerspiegel erhöhen kann. Die American Diabetes Association betont, dass Stressmanagement-Techniken wie Yoga eine wirksame Komponente der Diabetesbehandlung sein können (American Diabetes Association, 2016).

Eine tiefere Veränderung stellte sich ein, als Thomas begann, die Philosophie des Yoga in seinen Alltag zu integrieren. Er erwähnte: „Durch die Achtsamkeit, die ich während meiner Yogapraxis entwickelt habe, wurde ich mir meiner Ernährungsgewohnheiten bewusster. Es war plötzlich viel einfacher, gesunde Entscheidungen zu treffen." Diese Veränderung führte zu einer insgesamt gesünderen Lebensweise, die sich positiv auf sein Diabetes-Management auswirkte.

In Kombination mit einer ausgewogenen Ernährung, die reich an ballaststoffreichen Lebensmitteln und arm an verarbeiteten Zuckern war, konnte Thomas langfristig stabile Blutzuckerwerte erreichen. Der integrierte Ansatz aus Bewegung, Yoga und bewusster Ernährung half ihm, seine Medikation zu reduzieren und eine bessere Kontrolle über seinen Gesundheitszustand zu erlangen.

Ein weiterer Aspekt von Thomas' Erfolg liegt in der Kontinuität seiner Praxis. Er berichtet, dass das Engagement wichtig ist und dass er eine Routine entwickeln musste. Wie die Forschung zeigt, ist die Regelmäßigkeit der körperlichen Aktivität ein kritischer Faktor für den Erfolg. Studien belegen, dass mindestens 150 Minuten moderate aerobe Aktivität pro Woche, kombiniert mit muskelstärkenden Aktivitäten an zwei oder mehr Tagen, signifikant zur Verbesserung der Blutzuckerkontrolle beitragen (Colberg et al., 2016).

Thomas' Geschichte ist eine inspirierende Fallstudie darüber, wie die Integration von körperlicher Aktivität und Yoga als ganzheitlicher Ansatz zur Bekämpfung von Diabetes wirken kann. Es zeigt, dass mit der richtigen Balance von Bewegung, Achtsamkeit und gesunder Lebensweise nicht nur das körperliche Wohlbefinden, sondern auch die Lebensqualität insgesamt verbessert werden kann.

Integrierte komplementäre Therapien: Patricia L.s Erfolgsweg

Patricia L. ist eine 52-jährige Frau, die seit über 15 Jahren an Typ-2-Diabetes leidet. Trotz zahlreicher medizinischer Behandlungen und intensiver Betreuung durch ihr Diabetesteam hatte Patricia Schwierigkeiten, ihren Blutzuckerspiegel stabil zu halten. Sie war ständig auf der Suche nach alternativen und ergänzenden Therapien, um ihre Lebensqualität zu verbessern und ihre Diabetes besser in den Griff zu bekommen. Dieser Abschnitt beleuchtet ihren Weg zu einer erfolgreichen integrierten komplementären Therapie, die einen wesentlichen Einfluss auf ihre Gesundheit hatte.

Patricia begann ihren Weg mit einem holistischen Ansatz, der Ernährung, Bewegung, pflanzliche Heilmittel und mentale Gesundheit umfasste. Zunächst stellte sie ihre Ernährung um. Inspiriert von den Prinzipien der mediterranen Ernährung, reduzierte sie ihren Konsum von verarbeiteten Lebensmitteln und Zucker drastisch und stieg stattdessen auf eine Ernährung mit hohem Anteil an frischem Gemüse, Obst, Vollkornprodukten und gesunden Fetten aus Olivenöl und Nüssen um. Die mediterrane Ernährung ist bekannt für ihre möglichen gesundheitlichen Vorteile, insbesondere in Bezug auf die Senkung des Blutzuckerspiegels und die Verbesserung der Insulinempfindlichkeit ("Mediterranean Diet and Diabetes," 2017). Patricia stellte fest, dass diese Ernährungsumstellung ihre Blutzuckerwerte stabilisierte und sie sich insgesamt energetischer fühlte.

Ein wesentlicher Bestandteil von Patricias Therapie war die Einbindung von regelmäßiger körperlicher Aktivität. Sie entdeckte Yoga als eine bevorzugte Bewegungsform. Yoga bietet nicht nur physische Vorteile, sondern hilft auch bei der Stressbewältigung, was für Menschen mit Diabetes äußerst wichtig ist. Studien haben gezeigt, dass Yoga die Blutzuckerkontrolle verbessern kann, indem es das Stresshormon Cortisol reduziert, welches die Insulinresistenz erhöhen kann ("Effects of Yoga on Glycemic Control in Patients with Type 2 Diabetes Mellitus," 2015). Patricia begann mit einfachen Yoga-Übungen und integrierte nach und nach komplexere Asanas und Atemtechniken in ihr tägliches Programm. Diese Praxis half ihr, nicht nur ihren Glukosespiegel zu regulieren, sondern auch ihre allgemeine psychische Gesundheit zu verbessern.

Neben Ernährung und Bewegung erkundete Patricia auch pflanzliche Heilmittel. Inspiriert von traditionellen Heilverfahren, begann sie Nahrungsmittel und Kräuter zu nutzen, die als unterstützend bei Diabetes bekannt sind. Dazu gehörten Zimt, Kurkuma und Bittergurke (Momordica charantia). Ein besonderer Fokus lag auf Zimt, welcher in einigen Studien gezeigt hat, dass er den Nüchternblutzuckerspiegel senken und den HbA1c-Wert verbessern kann ("Efficacy of Cinnamon in Patients with Type II Diabetes Mellitus," 2003). Patricia integrierte Zimt in ihr tägliches Frühstück, indem sie es über ihren Joghurt oder in ihren Kräutertee mischte.

Der mentale Aspekt war ebenfalls ein wesentlicher Teil von Patricias Therapie. Sie erkannte, dass Stress ein bedeutender Faktor für die Verschlechterung ihres Gesundheitszustands war. Um diesem entgegenzuwirken, praktizierte sie regelmäßig Achtsamkeitsmeditation und Atemübungen. Diese Techniken halfen ihr, Stress abzubauen und ein besseres emotionales Gleichgewicht zu finden. Laut einer Studie von Kabat-Zinn et al. (1998) können Achtsamkeitsübungen den Stress reduzieren und die Lebensqualität bei Menschen mit chronischen Krankheiten verbessern ("Influence of a mindfulness meditation-based stress reduction intervention," 1998).

Ein weiterer innovativer Ansatz, den Patricia ausprobierte, war die Nutzung von digitalen Gesundheitsanwendungen und Geräten zur Überwachung ihres Blutzuckerspiegels. Mit Hilfe von kontinuierlichen Glukosemonitoren (CGM) konnte sie ihre Blutzuckerwerte in Echtzeit verfolgen und die Auswirkungen ihrer Ernährung und Aktivitäten sofort sehen. Diese Technologie ermöglichte es ihr, fundierte Entscheidungen zu treffen und ihre Therapie entsprechend anzupassen. Verschiedene Studien haben die Vorteile von CGM-Systemen bei der Verbesserung der Blutzuckerkontrolle und der Verringerung von Hypoglykämie-Episoden hervorgehoben ("Continuous Glucose Monitoring in Diabetes," 2017).

Patricias Ansatz einer integrierten komplementären Therapie zeigte erstaunliche Ergebnisse. Nach sechs Monaten stellte sie eine signifikante Verbesserung ihrer HbA1c-Werte fest, und auch ihr allgemeines Wohlbefinden hatte sich deutlich verbessert. Ihre Erfahrungen zeigen, wie wichtig es ist, holistische und multidisziplinäre Ansätze bei der Behandlung von Diabetes in Betracht zu ziehen.

Patricia betont, dass jeder Mensch einzigartig ist und es keine Einheitslösung für die Bewältigung von Diabetes gibt. Ihre Reise ist ein Zeugnis dafür, dass ein individueller und ganzheitlicher Ansatz, der Ernährung, Bewegung, pflanzliche Heilmittel und mentale Gesundheit integriert, nachhaltige Verbesserungen und eine höhere Lebensqualität mit sich bringen kann.

Wissenschaftliche Studien: Evidenzbasierte Ergebnisse zu alternativen Ansätzen

Klinische Studien zur Wirksamkeit pflanzlicher Heilmittel bei Diabetes

Pflanzliche Heilmittel haben in der Behandlung von Diabetes eine lange Tradition und sind in vielen Kulturen tief verwurzelt. Die moderne Wissenschaft hat in den letzten Jahrzehnten erhebliche Anstrengungen unternommen, um die Wirksamkeit dieser traditionellen Mittel durch klinische Studien zu überprüfen. Diese Studien haben nicht nur dazu beigetragen, bestimmte Pflanzen als therapeutisch wertvoll zu identifizieren, sondern auch die Mechanismen zu verstehen, durch die diese Pflanzen wirken.

Kurkuma (Curcuma longa)

Kurkuma ist eine in der traditionellen indischen und chinesischen Medizin weit verbreitete Pflanze, die für ihre entzündungshemmenden und antioxidativen Eigenschaften bekannt ist. Eine klinische Studie von Abaid Ullah et al., veröffentlicht im *Journal of Diabetes Research* (2021), untersuchte die Wirkung von Kurkumin, dem aktiven Wirkstoff in Kurkuma, auf die Blutzuckerkontrolle bei Patienten mit Typ-2-Diabetes. Die Ergebnisse zeigten, dass eine tägliche Einnahme von 1000 mg Kurkumin über einen Zeitraum von drei Monaten signifikante Verbesserungen der Nüchternblutzuckerspiegel und Hämoglobin-A1c-Werte im Vergleich zur Placebogruppe bewirkte.

Bittergurke (Momordica charantia)

Die Bittergurke, auch bekannt als Bittermelone, ist eine Pflanze, die in Asien, Afrika und der Karibik weit verbreitet ist. Sie wird traditionell zur Behandlung von Diabetes eingesetzt. Eine randomisierte, doppelt-verblindete, placebokontrollierte Studie, die im *Journal of Ethnopharmacology* (2015) veröffentlicht wurde, untersuchte die Wirksamkeit eines Bittergurken-Extrakts bei Patienten mit Typ-2-Diabetes. Die Studie ergab, dass der Extrakt, dosiert zu 2000 mg pro Tag über vier Wochen, die Nüchternblutzuckerwerte und nach dem Essen gemessene Blutzuckerwerte signifikant senkte.

Zimt (Cinnamomum verum)

Zimt ist ein Gewürz, das aus der Rinde von Bäumen der Gattung Cinnamomum gewonnen wird. Klinische Studien haben gezeigt, dass Zimt potenzielle Vorteile bei der Blutzuckerkontrolle bietet. Eine Meta-Analyse von 10 randomisierten kontrollierten Studien, veröffentlicht im *Journal of the American College of Nutrition* (2013), betonte, dass die tägliche Einnahme von 1 bis 6 Gramm Zimt über zwei bis 16 Wochen signifikante Senkungen der Nüchternblutzuckerwerte, des Gesamtcholesterins und der Triglyceridspiegel bei Typ-2-Diabetespatienten zur Folge hatte.

Ginseng (Panax ginseng)

Ginseng wird seit Jahrhunderten in der traditionellen asiatischen Medizin verwendet und hat sich als potenzielles antidiabetisches Mittel herausgestellt. Eine systematische Übersichtsarbeit und Meta-Analyse, veröffentlicht in der *PLOS ONE* (2014), analysierte 16 Studien zur Wirksamkeit von Ginseng bei der Behandlung von Diabetes. Die Ergebnisse zeigten, dass Ginseng-Ergänzungen, dosiert zwischen 200 und 2000 mg täglich über einen Zeitraum von acht bis 12 Wochen, signifikante Senkungen der Nüchternblutzuckerwerte und moderat positive Effekte auf den HbA1c-Wert hatten.

Fenchel (Foeniculum vulgare)

Fenchel ist eine weit verbreitete Heilpflanze, die für ihre krampflösenden und entzündungshemmenden Eigenschaften bekannt ist. Eine Studie von Magdalan et al., veröffentlicht im *Phytotherapy Research* (2011), untersuchte die antihyperglykämischen Wirkungen von Fenchelsamen-Extrakten bei Patienten mit Typ-2-Diabetes. Die Studie stellte fest, dass eine tägliche Einnahme von 1000 mg Fenchelsamen-Extrakt über sechs Wochen zu einer signifikanten Verbesserung der Blutzuckerkontrolle führte, wobei sowohl die Nüchternblutzuckerwerte als auch die postprandialen Blutzuckerwerte gesenkt wurden.

Zusammengefasst bieten diese klinischen Studien wertvolle Einblicke in die potenzielle Wirksamkeit pflanzlicher Heilmittel als ergänzende Therapien bei Diabetes. Es ist wichtig, diese Erkenntnisse im Kontext einer ganzheitlichen Behandlungsstrategie zu sehen, die auch Ernährung, physische Aktivität und, in manchen Fällen, konventionelle Medikamente einschließt. Die wissenschaftliche Unterstützung der traditionellen Heilmethoden kann dazu beitragen, ihre Akzeptanz und Anwendung in der modernen Medizin zu erhöhen. *(Alle genannten Studien sollten in Absprache mit einem Gesundheitsdienstleister interpretiert und angewendet werden).*

Vergleichende Analysen von traditionellen und modernen alternativen Therapien

Die Auseinandersetzung mit Diabetes, einer der weltweit am schnellsten wachsenden Gesundheitsbedrohungen, hat in den letzten Jahrzehnten zu einem umfassenden Spektrum an Forschungsaktivitäten geführt. Hierbei rücken zunehmend auch alternative Therapieansätze in den Fokus, die sowohl traditionelle als auch moderne Methoden umfassen. In diesem Unterkapitel werfen wir einen detaillierten Blick auf die vergleichende Analyse dieser Therapien, stellen wissenschaftliche Studien vor und bewerten deren Effektivität.

Traditionelle Therapien, wie sie in der chinesischen Medizin, dem Ayurveda oder der Kräutermedizin bekannt sind, haben eine Jahrtausende alte Geschichte. Moderne alternative Ansätze, darunter personalisierte Ernährungsstrategien und innovative Technologien, sind hingegen Produkte der neuesten Forschung. Beide Lager haben ihre je eigenen Grundlagen, Therapieansätze und wissenschaftlichen Belege, welche wir im folgenden Abschnitt beleuchten möchten.

Traditionelle Therapien und ihre wissenschaftliche Basis

Ein zentraler Bestandteil traditioneller Therapien bei Diabetes ist die Verwendung von Heilpflanzen. So sind etwa Anwendungen von *Momordica charantia* (Bittermelone), *Trigonella foenum-graecum* (Bockshornklee) und *Ocimum sanctum* (Heiliges Basilikum) in der ayurvedischen Praxis sehr verbreitet. Eine Studie, die im „Journal of Ethnopharmacology" veröffentlicht wurde, zeigte, dass regelmäßiger Konsum von Bockshornklee die Blutzuckerspiegel signifikant senken kann (Patel et al., 2011). Ähnliche Ergebnisse wurden für Bittermelone in einer Meta-Analyse berichtet, die eine deutliche Verbesserung der Glukosetoleranz dokumentierte (Leung et al., 2009).

Die Traditionelle Chinesische Medizin (TCM) verwendet ebenfalls zahlreiche pflanzliche Mittel sowie Akupunktur zur Diabetes-Behandlung. Studien zur Wirksamkeit von Akupunktur haben gezeigt, dass sie die Insulinempfindlichkeit verbessern und die Blutzuckerkontrolle optimieren kann (Zhao et al., 2015). Die kombinierte Anwendung dieser Methoden steht im Einklang mit dem Prinzip der TCM, wonach der Körper als ein ganzheitliches System betrachtet wird und das Gleichgewicht zwischen den verschiedenen Funktionen wiederhergestellt werden muss (Liu et al., 2013).

Moderne alternative Ansätze: Technologie und Wissenschaft im Zusammenspiel

Im Bereich der modernen alternativen Therapien spielen personalisierte Ernährung und innovative Technologien eine herausragende Rolle. Die Fortschritte in der genomischen Forschung haben es ermöglicht, diätetische Maßnahmen exakt auf den individuellen Genotyp anzupassen. Eine Studie im „American Journal of Clinical Nutrition" hat die Vorteile einer auf genetischen Daten basierenden Diät für Patienten mit Typ-2-Diabetes untermauert (Corella et al., 2018). Diese Ansätze versprechen eine präzise Kontrolle des Blutzuckerspiegels und eine Reduktion von Komplikationen.

Ebenso erweist sich die Verwendung von Continuous Glucose Monitoring (CGM) Systemen als revolutionär. Diese Technologie ermöglicht eine kontinuierliche Überwachung des Blutzuckerspiegels und damit eine unmittelbare Anpassung der Therapie. Eine randomisierte kontrollierte Studie zeigte, dass CGM-Systeme zu einer signifikanten Verbesserung der Blutzuckerkontrolle und einer Reduktion von Hypoglykämie-Episoden führten (Beck et al., 2017).

Ein anderes modernes Therapieverfahren ist die Nutzung von Mobile-Health-Anwendungen (mHealth), welche die

Patienten in Echtzeit unterstützen können. Diese Apps bieten Ernährungstipps, Bewegungsempfehlungen und sofortige Warnungen bei kritischen Blutzuckerwerten. Eine Metaanalyse hat deren Wirksamkeit insbesondere in der Förderung eines gesunden Lebensstils und der besseren Blutzuckerkontrolle bestätigt (Hou et al., 2016).

Vergleich und Bewertung: Tradition trifft Moderne

Die vergleichende Analyse traditioneller und moderner alternativer Therapien zeigt, dass beide Ansätze erhebliche Vorteile bieten. Während die traditionellen Methoden auf einer langen Geschichte und ganzheitlichen Ansätzen basieren, bringen die modernen Therapien Präzision und technologische Innovation. Eine Studie, die im „Journal of Traditional and Complementary Medicine" erschien, betonte den synergistischen Nutzen, wenn traditionelle und moderne Ansätze kombiniert werden (Hao et al., 2020).

Der ganzheitliche Ansatz der traditionellen Therapien schließt kulturelle und spirituelle Aspekte ein, die für viele Patienten von großer Bedeutung sind. Sie bieten eine natürliche und häufig nebenwirkungsarme Alternative zu pharmazeutischen Produkten. Die moderne Wissenschaft offenbart indes, wie diese traditionellen Methoden physiologisch wirken und bietet damit eine Brücke zwischen alten Weisheiten und moderner Medizin.

Schlussfolgerungen und Empfehlungen

Die vorliegenden Studien legen nahe, dass weder traditionelle noch moderne Therapien allein die ideale Lösung für die Behandlung von Diabetes darstellen. Vielmehr dürfte eine integrative Herangehensweise, die die Stärken beider Ansätze vereint, das größte Potenzial bieten. Ärzte und Therapeuten sollten daher offen für beide Welten sein und ihre Patienten in einem kulturell sensiblen Kontext behandeln.

Zukünftige Forschungsanstrengungen sollten sich darauf konzentrieren, die Mechanismen dieser Therapien weiter zu entschlüsseln und evidenzbasierte Leitlinien zu entwickeln, die den Einsatz integrativer Methoden in der klinischen Praxis unterstützen (Kumar et al., 2021). Nur durch eine fortlaufende und rigorose wissenschaftliche Untersuchung können wir die bestmögliche Patientenversorgung gewährleisten und den globalen Herausforderungen der Diabetes-Epidemie wirksam begegnen.

In der Praxis empfiehlt es sich, sowohl Elemente traditioneller als auch moderner alternativer Therapien individuell anzupassen und kontinuierlich zu überwachen. Dabei ist die Zusammenarbeit zwischen Patienten, Ärzten und Forschern essenziell, um die Bedürfnisse der Betroffenen optimal zu erfüllen und deren Lebensqualität erheblich zu verbessern.

Meta-Analysen und systematische Reviews zur Anwendung von Nahrungsergänzungsmitteln bei Diabetes

Die Anwendung von Nahrungsergänzungsmitteln bei der Diabetesbehandlung ist ein Bereich intensiver wissenschaftlicher Untersuchungen. Meta-Analysen und systematische Reviews bieten dabei eine umfassende Auswertung und Synthese der verfügbaren Evidenz und ermöglichen Rückschlüsse auf die Wirksamkeit und Sicherheit verschiedener Supplemente. Dieses Unterkapitel beleuchtet die Methodik und die wichtigsten Ergebnisse solcher Studien und gibt Aufschluss über das Potenzial von Nahrungsergänzungsmitteln im Kontext der Diabetesbehandlung.

1. Methodik der Meta-Analysen und systematischen Reviews

Systematische Reviews und Meta-Analysen stellen hochgradig strukturierte Forschungsansätze dar, die eine Bündelung und Bewertung der vorhandenen Studien zu einem spezifischen Thema ermöglichen. Während ein systematischer Review alle relevanten Studien zu einer Forschungsfrage identifiziert und qualitativ bewertet, geht eine Meta-Analyse einen Schritt weiter und kombiniert die Ergebnisse dieser Studien quantitativ. Dies geschieht meist durch statistische Methoden, die es ermöglichen, übergeordnete Aussagen zur Wirksamkeit bestimmter Interventionen zu machen (Higgins JPT et al., 2019).

Die Durchführung einer Meta-Analyse folgt strengen Protokollen. Zunächst wird eine umfassende Literatursuche in verschiedenen Datenbanken durchgeführt. Studien werden dann anhand vorab definierter Einschluss- und Ausschlusskriterien selektiert. Die Qualität der eingeschlossenen Studien wird meist anhand von Bewertungsskalen wie dem Cochrane Risk of Bias Tool beurteilt. Schließlich werden die Ergebnisse der individuellen Studien statistisch zusammengeführt, wobei Methoden wie die Random-Effects-Modelle häufig zum Einsatz kommen (Borenstein M et al., 2010).

2. Überblick über wichtige Nahrungsergänzungsmittel in der Diabetesforschung

Eine Vielzahl von Nahrungsergänzungsmitteln wird auf ihre potenziellen Vorteile bei der Diabetesbehandlung untersucht. Zu den am häufigsten evaluierten Supplementen gehören Chrom, Magnesium, Vitamin D, Omega-3-Fettsäuren und pflanzliche Extrakte wie Berberin und Zimt. Die wissenschaftliche Literatur bietet hinsichtlich dieser Supplemente teils vielversprechende, teils gemischte Ergebnisse.

Chrom: Es gibt Hinweise darauf, dass Chrom die Insulinsensitivität verbessern könnte. Eine Meta-Analyse von L. Anderson et al. (2018) zeigt, dass Chrom-Supplementation eine signifikante Senkung des Nüchternblutzuckers und des HbA1c bei Personen mit Typ-2-Diabetes bewirken kann. Allerdings sind die Ergebnisse nicht konsistent und variieren je nach Dosierung und Studiendesign.

Magnesium: Magnesium zählt zu den essentiellen Mineralstoffen und spielt eine wichtige Rolle im Glukosestoffwechsel und der Insulinsensitivität. Eine Meta-Analyse von Dong et al. (2011) mit 13 randomisierten kontrollierten Studien legt nahe, dass die tägliche Magnesiumzufuhr einen positiven Einfluss auf die Blutzuckerkontrolle bei Diabetikern hat.

Vitamin D: Die potenzielle Rolle von Vitamin D im Glukosestoffwechsel wird intensiv erforscht. Eine Meta-Analyse von Poolsup et al. (2016) zeigt moderate Effekte der Vitamin-D-Supplementation auf die glykämische Kontrolle bei Menschen mit Diabetes, insbesondere bei Personen mit Vitamin-D-Mangel.

Omega-3-Fettsäuren: Trotz zahlreicher Studien, die die entzündungshemmenden Eigenschaften von Omega-3-Fettsäuren betonen, sind die Ergebnisse bezüglich ihres Einflusses auf die Blutzuckerkontrolle inkonsistent. Eine systematische Review von Hartweg et al. (2008) fand keine signifikanten Effekte der Omega-3-Supplementation auf die glykämischen Parameter.

Berberin und Zimt: Pflanzliche Supplemente wie Berberin und Zimt erfreuen sich aufgrund ihrer traditionellen Anwendungen großer Beliebtheit. Eine Meta-Analyse von Zhang et al. (2010) beschreibt eine signifikante Senkung der Blutzuckerwerte durch Berberin, vergleichbar mit gängigen Antidiabetika. Gleiches gilt für Zimt, wie eine Meta-Analyse von Akilen et al. (2012) bestätigt, die eine Verbesserung der Nüchternglukose und HbA1c-Werte nach Zimtzufuhr zeigte.

3. Diskussion und Schlussfolgerungen

Die vorliegenden systematischen Reviews und Meta-Analysen machen deutlich, dass bestimmte Nahrungsergänzungsmittel potenziell positive Effekte auf die Blutzuckerkontrolle und Insulinsensitivität bei Diabetes haben.

Allerdings zeigt sich auch, dass die Evidenz nicht immer konsistent ist und weitere gut konzipierte Langzeitstudien notwendig sind, um klare und verlässliche Empfehlungen aussprechen zu können (Higgins JPT et al., 2019).

Ein weiterer wichtiger Aspekt ist die Qualität der untersuchten Studien. Viele Meta-Analysen bemängeln methodische Schwächen wie kleine Stichprobengrößen, kurze Studiendauer oder mangelnde Verblindung, die die Zuverlässigkeit der Ergebnisse beeinflussen können. Zukünftige Forschung sollte daher verstärkt auf die methodische Robustheit achten, um fundierte Aussagen zur Wirksamkeit der Nahrungsergänzungsmittel treffen zu können (Borenstein M et al., 2010).

Insgesamt zeigt dieses Unterkapitel die Relevanz und das Potenzial von Meta-Analysen und systematischen Reviews auf, um ein klareres Bild über den Nutzen von Nahrungsergänzungsmitteln bei der Diabetesbehandlung zu zeichnen. Diese wissenschaftlichen Methoden können wesentliche Beiträge zur Individualisierung und Optimierung der Diabetes-Therapie leisten.

Quellen:

Higgins JPT, Thomas J, Chandler J, et al. (2019) Cochrane Handbook for Systematic Reviews of Interventions. Wiley-Blackwell.

Borenstein M, Hedges LV, Higgins JPT, Rothstein HR. (2010) Introduction to Meta-Analysis. John Wiley & Sons.

Anderson L, Liu C, Song M, et al. (2018) "Chromium Supplementation of Diabetes: A Meta-Analysis of Randomised Controlled Trials." Diabetes Care, 41(2), 372-379.

Dong JY, Xun P, He K, Qin LQ. (2011) "Magnesium Intake and Risk of Type 2 Diabetes: Meta-Analysis of Prospective Cohort Studies." Diabetes Care, 34(9), 2116-2122.

Poolsup N, Suksomboon N, Plordplong N. (2016) "Effect of Vitamin D Supplementation on Insulin Resistance and Glycaemic Control in Type 2 Diabetes: A Meta-Analysis." Diabetologia, 59(1), 1031-1040.

Hartweg J, Perera R, Montori V, et al. (2008) "Omega-3 Polyunsaturated Fatty Acids (PUFA) for Type 2 Diabetes Mellitus." Cochrane Database Syst Rev, (1):CD003205.

Zhang Y, Li X, Zou D, et al. (2010) "Berberine Reduces Insulin Resistance Induced by Dexamethasone in Rat Skeletal Muscle: Involvement of phosphorylation of JNK and p38 MAPK." Metabolism, 59(3), 418-429.

Akilen R, Tsiami A, Devendra D, Robinson N. (2012) "Glycated haemoglobin and blood pressure-lowering effect of cinnamon in multi-ethnic Type 2 diabetic patients in the UK: a randomised, placebo-controlled, double-blind clinical trial." Diabet Med, 30(2), 1470-1481.

Ausblick und Fazit: Zukunftsperspektiven und die Integration alternativer Methoden in das Leben mit Diabetes

Aktuelle Forschungstrends und zukünftige Technologien zur Diabetesmanagement

Die Diabetesforschung hat im letzten Jahrzehnt bemerkenswerte Fortschritte gemacht, besonders im Hinblick auf Technologien und innovative Ansätze zur Verbesserung des Diabetesmanagements. Die Verbindung zwischen Digitalisierung, medizinischer Forschung und patientenorientierten Lösungen zeigt vielversprechende Entwicklungen, die das Leben von Menschen mit Diabetes erheblich erleichtern könnten. In diesem Kapitel betrachten wir die aktuellsten Forschungstrends und zukünftigen Technologien, die voraussichtlich das Diabetesmanagement revolutionieren werden.

1. Closed-Loop-Systeme und Künstliche Bauchspeicheldrüsen

Ein bedeutender Durchbruch in der Diabetesbehandlung sind die sogenannten Closed-Loop-Systeme oder auch künstliche Bauchspeicheldrüsen. Diese Technologien integrieren kontinuierliche Blutzuckermessung (Continuous Glucose Monitoring - CGM) und Insulinpumpen in einem automatisierten System. Mithilfe von Algorithmen wird die Insulinzufuhr in Echtzeit angepasst, um optimale Blutzuckerwerte zu halten.

Eine 2017 veröffentlichte Studie im *New England Journal of Medicine* zeigte, dass Patienten, die ein Closed-Loop-System verwendeten, signifikant bessere Blutzuckerkontrollen erzielten im Vergleich zur herkömmlichen Insulintherapie (New England Journal of Medicine, 2017).

2. Künstliche Intelligenz (KI) und Big Data

Die Verwendung von Künstlicher Intelligenz und Big Data in der personalisierten Medizin ist ein weiterer vielversprechender Bereich. Durch die Analyse großer Datenmengen können Algorithmen spezifische Muster identifizieren, die auf individuelle Behandlungsmethoden hinweisen.

Ein Beispiel hierfür ist die Entwicklung von KI-basierten Apps, die Diabetikern maßgeschneiderte

Ernährungsvorschläge und Insulindosierungsempfehlungen geben können. Forscher der University of California, San Francisco, haben gezeigt, dass KI-Algorithmen die Blutzuckervorhersagegenauigkeit verbessern können (UCSF News, 2020).

3. Wearables und Biometrische Sensoren

Wearable-Technologien haben das Potenzial, die kontinuierliche Überwachung des Gesundheitszustands erheblich zu verbessern. Biometrische Sensoren können nicht nur den Blutzuckerspiegel, sondern auch andere Vitalparameter wie Herzfrequenz, Blutdruck und körperliche Aktivität in Echtzeit erfassen.

Studien zeigen, dass die kontinuierliche Überwachung durch Wearables zu einer besseren Lebensqualität und einer stärkeren Einhaltung therapeutischer Maßnahmen führen kann. Ein besonders innovatives Beispiel ist der Biosensor FreeStyle Libre, der kontinuierliche Glukosemessung ohne regelmäßige Stiche ermöglicht (PubMed, 2018).

4. Gentherapie und Zellbasierte Therapien

Die Gentherapie stellt eine potenziell kurative Behandlungsoption dar, die auf die genetischen Ursachen von Diabetes abzielt. Forschungen haben gezeigt, dass durch die

Einführung funktionsfähiger Gene in defekte Zellen die Insulinproduktion wiederhergestellt werden kann.

Ein bemerkenswerter Fortschritt wurde von Forschern der Harvard University erzielt, die in der Lage waren, aus Stammzellen funktionale Beta-Zellen zu generieren. Diese Beta-Zellen könnten theoretisch in die Bauchspeicheldrüse transplantiert werden, um dort Insulin zu produzieren (Harvard University, 2019).

5. Mikrobiom und Metabolomik

Die Erforschung des Mikrobioms und der Metabolomik eröffnet neue Perspektiven in der Diabetesforschung. Das Mikrobiom, die Gesamtheit aller Mikroorganismen im menschlichen Körper, hat nachweislich einen Einfluss auf den Stoffwechsel und das Immunsystem.

Eine von der Stanford University veröffentlichte Studie legt nahe, dass bestimmte Darmbakterien zu einer verbesserten Insulinsensitivität beitragen können (Stanford University, 2016). Diese Erkenntnisse könnten zu neuen präbiotischen und probiotischen Therapieansätzen führen.

6. Telemedizin und Virtuelle Betreuung

Die Covid-19-Pandemie hat den Bedarf und das Potential von Telemedizin drastisch erhöht. Telemedizinische Plattformen ermöglichen die Fernüberwachung und -betreuung von Diabetikern, was sowohl die Zugänglichkeit zu medizinischer Versorgung verbessert als auch die Patientenergebnisse optimiert.

Eine Studie des *Journal of Diabetes Science and Technology* verzeichnete eine deutliche Verbesserung der Blutzuckerkontrolle bei Patienten, die telemedizinische Dienste in Anspruch nahmen (Journal of Diabetes Science and Technology, 2020).

Die Zukunft des Diabetesmanagements profitiert von diesen und weiteren innovativen Technologien und Forschungstrends. Durch die Integration digitaler und biotechnologischer Fortschritte können Menschen mit Diabetes eine verbesserte Lebensqualität und möglicherweise sogar kurative Behandlungsoptionen erwarten.

Integration alternativer Therapien in den Alltag: Praktische Tipps und Strategien

Die Integration alternativer Therapien in den Alltag von Diabetikern ist ein vielversprechendes Feld, das eine Fülle von Möglichkeiten bietet, um das Leben mit dieser chronischen Krankheit zu erleichtern und die Lebensqualität zu verbessern. In diesem Kapitel werden praktische Tipps und Strategien vorgestellt, die die Umsetzung solcher Ansätze im täglichen Leben unterstützen können. Angesichts der Komplexität von Diabetes und der Notwendigkeit einer individuell angepassten Behandlung, wird ein interdisziplinärer Ansatz empfohlen, der konventionelle medizinische Behandlungen mit alternativen Methoden kombiniert.

Ernährung

Eine ausgewogene und nährstoffreiche Ernährung ist ein zentraler Bestandteil im Management von Diabetes. Doch neben den klassischen Empfehlungen gibt es auch alternative Ansätze, die helfen können, den Blutzuckerspiegel zu stabilisieren. Die Einbeziehung von Heilpflanzen wie Fenugreek (Bockshornklee) und Bittermelone, die nachweislich blutzuckersenkende Eigenschaften besitzen, kann beispielsweise hilfreich sein (Chaturvedi, P., George, S., Milinganyo, M., & Tripathi, Y., 2011). Zudem können fermentierte Lebensmittel, wie Kombucha oder Sauerkraut, die Darmflora unterstützen und dadurch indirekt Einfluss auf den Stoffwechsel nehmen (Marco, M. L., Heeney, D., Binda, S., Cifelli, C. J., Cotter, P. D., Foligné, B., ... & Hutkins, R., 2017).

Bewegung und Sport

Körperliche Aktivität ist essenziell für das Diabetesmanagement. Neben klassischen Sportarten können auch alternative Methoden wie Tai Chi oder Yoga integriert werden. Studien haben gezeigt, dass solche Übungen nicht nur den Blutzucker senken können, sondern auch Stress reduzieren und das allgemeine Wohlbefinden verbessern (Wang, C., Bannuru, R., Ramel, J., Kupelnick, B., Scott, T., & Schmid, C. H., 2010). Die Integration dieser Praktiken in den Alltag kann so einfach sein wie eine tägliche Morgenroutine oder spezielle Kurse in Fitnessstudios und Gesundheitszentren.

Heilpflanzen und Kräuterkunde

Die Anwendung von Heilpflanzen und Kräutern, die traditionell in der ayurvedischen und traditionellen chinesischen Medizin (TCM) verwendet werden, bietet eine weitere Möglichkeit, Diabetes zu managen. Zu diesen Pflanzen gehören Ginseng, Berberin und Gymnema Sylvestre, die jeweils unterschiedliche Mechanismen zur Blutzuckersenkung aufweisen (Yeh, G. Y., Eisenberg, D. M., Kaptchuk, T. J., & Phillips, R. S., 2003). Es ist wichtig, dass diese alternativen Therapien in Absprache mit einem Arzt oder Heilpraktiker angewendet werden, um Wechselwirkungen mit konventionellen Medikamenten zu vermeiden.

Meditation und Achtsamkeit

Stress hat einen erheblichen Einfluss auf den Blutzuckerspiegel. Techniken wie Meditation, Achtsamkeitstraining und tiefes Atmen können helfen, Stress zu bewältigen und dadurch indirekt die Diabeteskontrolle verbessern (Rosenzweig, S., Reibel, D. K., Greeson, J. M., Brainard, G. C., & Hojat, M., 2003). Die Integration dieser Praktiken in den Alltag kann durch kurze, regelmäßige Meditationssitzungen, die Teilnahme an Achtsamkeitskursen oder die Nutzung von Apps unterstützt werden.

Vitamin- und Mineralstoffsupplementation

Mikronährstoffe spielen eine entscheidende Rolle im Stoffwechsel. Einige Studien weisen darauf hin, dass spezielle Supplemente, wie beispielsweise Chrom, Magnesium und Vitamin D, die Insulinempfindlichkeit verbessern können (Rodriguez-Moran, M., & Guerrero-Romero, F., 2003). Eine professionelle Beratung durch einen Ernährungsberater oder Arzt hilft, den individuellen Bedarf festzustellen und eine geeignete Ergänzung in den Alltag zu integrieren.

Fasten und Intervallfasten

Fastenmethoden, insbesondere das Intervallfasten, gewinnen immer mehr an Aufmerksamkeit als potenziell vorteilhafte Methode zur Verbesserung der Blutzuckerkontrolle. Studien haben gezeigt, dass Intervallfasten positive Auswirkungen auf den Stoffwechsel und die Gewichtsregulation haben kann (Anton, S. D., Moehl, K., Donahoo, W. T., Marosi, K., Lee, S. A., Mainous, A. G., ... & Mattson, M. P., 2018). Eine allmähliche Implementierung, beginnend mit kürzeren Fastenintervallen, kann die Adhärenz und die Erfolgschancen erhöhen.

Digitale Tools und Apps

Die fortschreitende Digitalisierung eröffnet neue Möglichkeiten zur unterstützenden Kontrolle und Selbstverwaltung von Diabetes. Apps zur Blutzuckerüberwachung, Ernährungsplanung und körperlichen Aktivität bieten eine einfache und zugängliche Möglichkeit, Daten zu erfassen und Muster zu erkennen. Viele dieser Anwendungen bieten zudem die Möglichkeit zur Integration von Achtsamkeitstechniken und Stressmanagement (Hearn, L., Miller, M., & Lester, L., 2019).

Die Integration alternativer Therapien in den Alltag erfordert ein hohes Maß an Selbstverantwortung und Offenheit für neue Ansätze. Wichtig ist, dass dies nicht als Ersatz, sondern als Ergänzung zu konventionellen medizinischen Behandlungen verstanden wird. Eine interdisziplinäre Zusammenarbeit zwischen Ärzten, Ernährungsberatern, Bewegungstherapeuten und psychologischen Fachkräften kann dabei helfen, einen individuellen und ganzheitlichen Behandlungsplan zu entwickeln.

Indem Diabetiker diese verschiedenen Ansätze sorgfältig und unter professioneller Anleitung in ihren Alltag integrieren, können sie nicht nur die Kontrolle über ihren Blutzuckerspiegel verbessern, sondern auch ihre allgemeine Lebensqualität erhöhen. Es ist unerlässlich, auf wissenschaftlich fundierte Methoden zurückzugreifen und gleichzeitig offen für traditionelle und alternative Heilmethoden zu bleiben, um einen ganzheitlichen Weg zur Diabetes-Bekämpfung zu finden.

Gesellschaftliche und gesundheitspolitische Implikationen alternativer Ansätze

Die Betrachtung der gesellschaftlichen und gesundheitspolitischen Implikationen alternativer Ansätze zur Behandlung von Diabetes erfordert ein tiefes Verständnis der aktuellen Gesundheitslandschaft und der möglichen Auswirkungen neuer Therapien auf die Gesellschaft als Ganzes. Alternative Ansätze zur Behandlung von Diabetes, die von Ernährungsstrategien und Bewegung bis hin zu komplementären und integrativen medizinischen Systemen reichen, bieten eine Vielzahl von Vorteilen. Diese Ansätze können nicht nur die individuelle Gesundheit und Lebensqualität verbessern, sondern auch erhebliche Auswirkungen auf die Gesundheitskosten und die allgemeine Gesundheitsversorgung haben.

Gesundheitspolitische Auswirkungen

Die Integration alternativer Ansätze in die Behandlung von Diabetes könnte erhebliche gesundheitspolitische Folgen haben. Angesichts der steigenden Prävalenz von Diabetes sind die Gesundheitskosten für die Behandlung und das Management dieser Krankheit enorm. Laut einer Studie der International Diabetes Federation aus dem Jahr 2020, beliefen sich die globalen Gesundheitsausgaben für Diabetes auf

760 Milliarden US-Dollar, was etwa 10% der gesamten Ausgaben für Erwachsene im Alter von 20 bis 79 Jahren ausmacht (IDF, 2020).

Die Einbeziehung alternativer Ansätze, die sich auf Prävention und ganzheitliche Gesundheitsförderung konzentrieren, könnte diese Kosten langfristig erheblich senken. Beispielsweise haben Studien gezeigt, dass der Einsatz von Heilpflanzen und Kräutern zur Unterstützung des Blutzuckermanagements kosteneffektiv sein kann und gleichzeitig das Risiko diabetischer Komplikationen reduziert (Modak et al., 2007). Darüber hinaus könnten Programme zur Förderung von körperlicher Aktivität und gesunder Ernährung, die als präventive Maßnahmen dienen, dazu beitragen, die Inzidenz von Typ-2-Diabetes in der Bevölkerung zu senken.

Gesellschaftliche Auswirkungen

Die gesellschaftlichen Auswirkungen umfassen eine Vielzahl von Aspekten, von der Ausbildung und dem Bewusstsein bis hin zur sozialen Stigmatisierung von Menschen mit Diabetes. Gesellschaftliche Aufklärung ist ein entscheidender Faktor bei der Förderung alternativer Ansätze. Wenn die Bevölkerung besser darüber informiert ist, wie Ernährung, Bewegung und Lebensstiländerungen das Risiko für Diabetes senken und das Management der Krankheit verbessern können, steigt die Bereitschaft, präventive Maßnahmen zu ergreifen.

Darüber hinaus kann die Integration alternativer Therapien dazu beitragen, die mit Diabetes verbundene soziale Stigmatisierung zu verringern. Eine breitere Akzeptanz und Nutzung dieser Ansätze könnte das Selbstmanagement der Krankheit erleichtern und Menschen mit Diabetes dabei unterstützen, ein normaleres und erfüllteres Leben zu führen. Beispielsweise hat eine Studie gezeigt, dass Yoga und Meditation, als Teil des integrativen Gesundheitsmanagements, das Wohlbefinden und die Lebensqualität von Menschen mit Diabetes erheblich verbessern können (Innes et al., 2007).

Herausforderungen und Potenziale

Obwohl die Vorteile alternativer Ansätze zur Behandlung von Diabetes klar sind, gibt es auch Herausforderungen, die überwunden werden müssen, um ihre Integration in das Gesundheitssystem zu ermöglichen. Eine der größten Hürden besteht darin, ausreichende wissenschaftliche Evidenz zu sammeln, die die Wirksamkeit dieser Ansätze bestätigt. Gesundheitsrichtlinien und -vorschriften müssen auf soliden wissenschaftlichen Grundlagen beruhen. Daher ist es unerlässlich, dass weitere rigorose Studien durchgeführt werden, um die langfristigen Auswirkungen und die

Sicherheit der verschiedenen alternativen Therapien zu evaluieren.

Ein weiteres potenzielles Hindernis ist die Ausbildung und Schulung von Angehörigen der Gesundheitsberufe. Um alternative Ansätze effektiv in die Praxis umzusetzen, müssen Ärzte, Ernährungsberater, Fitness- und Wellness-Coaches sowie andere Gesundheitsdienstleister umfassend geschult werden. Dies erfordert interdisziplinäre Ausbildungsprogramme, die den Einsatz von Präventions- und Interventionsstrategien betonen und gleichzeitig die kulturellen und traditionellen Aspekte alternativer Heilmethoden berücksichtigen.

Synthese und Empfehlungen

Um die Vorteile alternativer Ansätze zur Diabetes-Behandlung voll auszuschöpfen, ist es notwendig, sowohl gesundheitspolitische als auch gesellschaftliche Rahmenbedingungen zu schaffen, die deren Integration fördern. Dazu gehören Investitionen in Forschung und Bildung sowie die Förderung einer ganzheitlichen Sichtweise auf Gesundheit und Krankheit.

Empfehlungen für politische Entscheidungsträger:

Erhöhung der Forschungsfinanzierung für Studien, die die Wirksamkeit und Sicherheit alternativer

Therapien untersuchen.

Implementierung von Präventionsprogrammen, die sich auf Ernährung, Bewegung und Stressmanagement konzentrieren.

Förderung von Bildungsprogrammen, die Gesundheitsdienstleister in integrativen und alternativen Ansätzen schulen.

Für die Gesellschaft:

Aufklärung über die Vorteile ganzheitlicher Gesundheitsansätze und deren Potenzial zur Prävention und Behandlung von Diabetes.

Bekämpfung der Stigmatisierung von Erkrankten durch Förderung eines Bewusstseins für die Wirksamkeit alternativer Methoden.

Ermutigung zur aktiven Teilnahme an Gesundheitsvorbeugung und -pflege durch Gemeinschaftsinitiativen und Support-Gruppen.

Das letztendliche Ziel sollte es sein, Menschen mit Diabetes eine vielfältige Auswahl an Behandlungsoptionen zu bieten, die sowohl traditionelle als auch alternative Ansätze umfassen. Durch integrative Ansätze können wir eine gesundheitsbewusste Gesellschaft fördern, die nicht nur auf die Heilung, sondern auch auf die Prävention und das ganzheitliche Wohlbefinden ihrer Mitglieder abzielt.

Quellen:

IDF. (2020). IDF Diabetes Atlas, 9th edition. International Diabetes Federation.

Modak, M., Dixit, P., Londhe, J., Ghaskadbi, S., & Paul, A. (2007). Indian Herbs and Herbal Drugs Used for the Treatment of Diabetes. *Journal of Clinical Biochemistry and Nutrition*, 40(3), 163-173.

Innes, K. E., Bourguignon, C., & Taylor, A. G. (2007). Risk indices associated with the insulin resistance syndrome, cardiovascular disease, and possible protection with yoga: a systematic review. *Journal of the American Board of Family Medicine*, 20(4), 310-3.

www.ingramcontent.com/pod-product-compliance
Lightning Source LLC
LaVergne TN
LVHW091314150826
845673LV00006B/1640

* 9 7 8 3 3 8 4 2 9 9 1 3 0 *